Mohammed Ahmed Muter

Membranas de barreira em cirurgia oral e maxilofacial

Mohammed Ahmed Muter

Membranas de barreira em cirurgia oral e maxilofacial

ScienciaScripts

Imprint

Cover image: www.ingimage.com

This book is a translation from the original published under ISBN 978-3-659-56258-7.

Publisher:
Sciencia Scripts
is a trademark of
Dodo Books Indian Ocean Ltd. and OmniScriptum S.R.L publishing group

120 High Road, East Finchley, London, N2 9ED, United Kingdom
Str. Armeneasca 28/1, office 1, Chisinau MD-2012, Republic of Moldova, Europe
Printed at: see last page
ISBN: 978-620-7-77613-9

ÍNDICE DE CONTEÚDOS:

CAPÍTULO 1 4

CAPÍTULO 2 6

CAPÍTULO 3 36

CAPÍTULO 4 40

Abreviatura

BG	bioactive glass
BMP	Bone morphogenic protein
CaP	Calcium phosphate
CHA	Carbonated hydroxyapatite
DPPA	diphenylphosphorylazide
d-PTFE	High density polytetrafluoroethylene
ECM	extracellular matrix
EDC	1-ethyl-3-(3-dimethylaminopropyl) carbodiimide
EMD	enamel matrix derivative
e-PTFE	expanded polytetrafluoroethylene
FA	formaldehyde
FGF-2	fibroblast growth factor
GA	glutaraldehyde
GBR	Guided bone regeneration
GTR	Guided tissue regeneration
HA	hydroxyapatite
hBMSCs	human bone marrow mesenchymal stem cells
HMDIC	hexamethylene diisocyanate
nCHAC	nano-carbonated hydroxyapatite
NHS	N-hydroxyl succinimide
NMP	N-methyl-2-pyrrolidone

PCL	Polycaprolactone
PCL	Polycaprolactone
PDLLA	poly-D,L-lactide
PEG	Polyethylene Glycol
PEG	Polyethylene glycol
PLA	Polylactic Acid
PLGA	Polylactic acid/Polyglycolic Acid Copolymer
PLLA	poly-L-lactide
PRF	platelet-rich fibrin
rhBMP-2	recombinant bone morphogenetic protein-2
SAPAE	Salicylic acid-based poly(anhydride-esters)
TGF	Transforming growth factor
Ti-mesh	Titanium mesh
Tr-PTFE	Titanium-reinforced polytetrafluoroethylene
ZNO	Zinc oxide
β -TCP	β-calcium phosphate

CAPÍTULO 1

Introdução

1. Introdução

As membranas de barreira têm documentação de longo prazo em ensaios experimentais em animais, estudos histológicos e ensaios clínicos em humanos que apoiam o seu valor na regeneração óssea **(Becker, et al., 1994).**

O epitélio e o tecido de ligação crescem muito mais rapidamente do que a formação de novo osso numa área enxertada; por conseguinte, é necessária uma membrana de barreira para cobrir o enxerto ósseo, a fim de evitar a infiltração do tecido mole no local do enxerto. Uma placa cortical espessa do enxerto em bloco pode atuar como uma membrana de barreira e, muitas vezes, a membrana não é necessária nos casos de enxerto em bloco em que é utilizado um enxerto em bloco cortical. Se o periósteo do retalho sobre o local do enxerto estiver intacto, também pode atuar como membrana de barreira natural e impedir a infiltração de epitélio e tecido conjuntivo no enxerto. **(Ajay Vikram.,2013)**

Para tentar minimizar ou evitar a reabsorção óssea pós-extração e preservar a integridade do rebordo, recomenda-se a colocação de um enxerto de manutenção do espaço no alvéolo no momento da extração. Foram utilizadas várias técnicas e materiais de preservação do rebordo. **(Bartee .,2001)**

Uma membrana de barreira pode ajudar a proteger o coágulo sanguíneo que serve de matriz para a formação óssea e permite a regeneração óssea. As membranas podem minimizar a quantidade de reabsorção do enxerto e também eliminar as células fibrosas indesejadas que competem com os osteoblastos. Estas membranas são úteis para estabilizar o material do enxerto e melhorar o sucesso da regeneração. **(Richard ,2010)**

As membranas de barreira estão entre os suportes mais amplamente estudados para a regeneração de tecidos, incluindo o osso, e a escolha do tipo de membrana depende em grande medida da duração necessária da função da membrana **(McAllister e Haghighat, 2007).**

Desde a utilização clínica de membranas dentárias em meados dos anos 80, os procedimentos de regeneração óssea guiada tornaram-se o padrão em cirurgias dentárias que requerem espaço. Nos últimos 20 anos, foram efectuados vários avanços em termos do desenvolvimento do seu fabrico. **(Zhang ,et al.,2013)**

Vários materiais de membrana foram examinados e utilizados para ROG em alvéolos de extração. Estes dispositivos podem ser classificados em materiais reabsorvíveis e não reabsorvíveis. **(Nyman ,et al.,1990)**

A seleção da membrana depende de vários factores, incluindo a biocompatibilidade, a taxa de integração/reabsorção pelo tecido hospedeiro, a tolerância à exposição à cavidade oral, a oclusividade celular, as características físicas, como a rigidez e a capacidade de manter o espaço e a facilidade de utilização. **(Nyman ,et al.,1990)**

A quantidade inadequada de osso em casos de grandes defeitos ósseos secundários a traumatismo, ressecção de tumores, periodontite avançada, infeção e/ou lesão iatrogénica representa um grande desafio para uma colocação ideal do implante **(Gottlow, et al.,1984).**

Nas últimas duas décadas, foram introduzidas várias técnicas cirúrgicas para colmatar a falta de osso horizontal e/ou vertical em locais de implantes, numa abordagem não faseada ou faseada. Uma das técnicas de aumento do rebordo é a regeneração óssea guiada (ROG) que utiliza membranas de barreira, de modo a evitar a invasão do tecido fibroso e efitelial circundante. A regeneração por ROG depende da taxa de migração mais lenta das células osteogénicas para o defeito ósseo. O conceito subjacente à ROG foi introduzido pela primeira vez há mais de 50 anos, quando as membranas de acetato de celulose foram testadas no campo da ortopedia, para regeneração do osso radial, costelas e defeitos ósseos do fémur. **(Hurley L.A., et al.,1959)**

Referências

- Ajay Vikram.2013.Clinical Implantology .296 primeira edição, Elsevier.
- Bartee BK. 2001.Reconstrução do local de extração para preservação do rebordo alveolar. Parte 1: racionalidade e seleção de materiais.J.Oral Implantology.27,187-93.
- Becker, W., C. Dahlin, et al. 1994. A utilização de membranas de barreira de e-PTFE para promoção óssea em torno de implantes de titânio colocados em alvéolos de extração: Um estudo prospetivo multicêntrico. Int J Oral Maxillofacl Implants. 9,31-40.
- Gottlow J, Nyman S, Karring T, Lindhe J. 1984 New attachment formation as the result of controlled tissue regeneration. J Clin Periodontol, 11, 494503.
- Hurley LA, Stinchfield FE, Bassett AL, Lyon WH.1959.O papel dos tecidos moles na osteogénese. Um estudo experimental de fusões da coluna vertebral canina. J Bone Joint Surgery Am.41, 1243-1254.
- McAllister BS, Haghighat K.2007.Técnicas de aumento ósseo. J Periodontol, 78,377-396.
- Nyman S,Lang NP, Buser D, Bragger U.1990.Regeneração óssea adjacente a implante dentário de titânio guiada por regeneração de tecidos: são porto de dois casos.Int.Joral Maxillofacial Implants,5, 9-14.
- Richard H. Haug, 2010.Técnicas de enxerto ósseo alveolar para preparação de implantes dentários, uma edição da Oral and Maxillofacial Surgery Clinics, 3, 327.
- Zhang, Y., Zhang, X., Shi, B. e Miron, R.J. 2013. Membranas para regeneração guiada de tecidos e ossos. Anais de Cirurgia Oral e Maxilofacial, 1,10.

CAPÍTULO 2

Tipos de membranas de barreira

2.1 Classificação das membranas de barreira

Foi utilizada uma vasta gama de materiais de barreira nos procedimentos de ROG e as membranas de barreira podem ser classificadas de acordo com a geração e a capacidade de reabsorção. **A membrana de barreira pode ser classificada:**

- De acordo com a geração (Wang e MacNeil, 1998)

1. Membranas de primeira geração

a. Filtro bacteriano

b. politetrafluoroetileno expandido (e-PTFE)

c. ePTFE reforçado com titânio

d. PTFE de alta densidade

e. malha de titânio

2. Membranas de segunda geração

a. Membranas naturais

I. colagénio

II. quitosana

b. membranas sintéticas

I. poliésteres (por exemplo, ácido poliglicólico) (PGA)

II. ácido poliláctico (PLA)

III. policaprolactona (PCL)

3. Membranas de terceira geração

a. Membranas de barreira com atividade antimicrobiana

I. Politetrafluoroetileno expandido (ePTFE) carregado com tetraciclina

II. A membrana polimérica carregada com metronidazol (MNA) mostrou uma

III. A membrana electrospun de PCL/gelatina carregada com 30% de MNA

IV. Membranas híbridas PLGA-CaP carregadas com ácido láurico e membranas electrospun PCL ou PCL/gelatina carregadas com ZnO

V. Nanopartículas de quitosano e clorhexidina

b. Membranas de barreira com incorporação de fosfato de cálcio bioativo

c. Membranas de barreira com libertação de Fator de Crescimento

I. Membrana de PLLA carregada com PDGF-BB

II. PDGF-BB revestido com polissulfona porosa

III. membrana em sanduíche

IV. membrana assimétrica de ácido poli(L-lactido) (PLLA)

V. sistema híbrido de malha de alginato/nanofibras

- De acordo com a capacidade de reabsorção (Wang, et al. 2016)

1. **Membranas de barreira não reabsorvíveis**
   a. filtro de acetato de celulose (Millipore)
   b. Malha de titânio
   c. politetrafluoretileno expandido (e-PTFE)
   d. Membrana de PTFE de alta densidade (d-PTFE)
   e. membranas de politetrafluoretileno reforçadas com titânio
2. Membranas de Barreira **Reabsorvíveis**
   a. Membranas reabsorvíveis à base de polímeros naturais (membrana bioabsorvível natural)
      I. Colagénio
         - Membrana de colagénio não reticulado
         - Membrana de colagénio reticulado
         - Membrana de barreira de colagénio enriquecida
      II. Quitosano
      III. Membranas do pericárdio
      IV. Membrana à base de gelatina
      V. Membrana à base de fibroína da seda
   b. Membranas reabsorvíveis à base de polímeros sintéticos (Membranas reabsorvíveis sintéticas)
      I. Ácido poliláctico (PLA)
         - Barreira de matriz Guidor
         - Barreira Epi-Guide® (ácido poli-DL-lático)
         - Polímero líquido sintético (Atrisorb®)
      II. Copolímero de ácido poliláctico/ácido poliglicólico (PLGA)
         - Resolut Adapt
         - Resolut Adapt® LT
      III. Policaprolactona (PCL)
      IV. Polietileno glicol (PEG)
   c. Membranas reabsorvíveis baseadas em compósitos poliméricos
      1. **Misturas de polímeros**
         - Misturas de polímeros naturais
         1. Membranas de gelatina/quitosano
         2. Membranas de hidroxiapatite/quitosano/gelatina
         - **Misturas de polímeros sintéticos**
           Suportes compósitos PCL/PLGA
         - **Misturas de polímeros naturais e polímeros sintéticos**

1. Mistura de PCL-gelatina
2. Membranas compósitas de PLLA/quitosano electrospun

II. Compósitos de bio-cerâmica/polímero

- **Tendências actuais** (Wang, et al. 2016)

1. fibrina rica em plaquetas (PRF)
2. Membrana de poli(ésteres de anidrido) à base de ácido salicílico (SAPAE)
3. Membrana amniótica humana

2.2 Membranas de barreira de acordo com a geração

As membranas de barreira utilizadas podem ser divididas em três gerações de membranas **(Wang e MacNeil, 1998)**

2.2.1 Membranas de primeira geração

A primeira geração de membranas de barreira desenvolvida nos anos 60 e 70 tinha como objetivo obter uma combinação adequada de propriedades físicas para corresponder ao tecido substituído com uma resposta tóxica mínima no hospedeiro. Esta geração inclui as seguintes membranas: **(Aaboe, et al.,1995;Nyman , et al.,1982)**

a. **O filtro bacteriano** produzido a partir de acetato de celulose (Millipore) foi utilizado como membrana oclusiva por Nyman et al., em 1982.

b. **politetrafluoroetileno expandido (e-PTFE)**

c. **ePTFE reforçado com titânio**

Proporciona um apoio mecânico adicional fornecido pela estrutura de titânio contra as forças de compressão exercidas pelos tecidos moles sobrejacentes.

d. **PTFE de alta densidade**

e. **malha de titânio**

A principal desvantagem desta geração é a necessidade de uma segunda cirurgia para a remoção da membrana. **(Jovanovic e Nevins,1995)**

2.2.2 Membranas de segunda geração

A segunda geração de membranas de barreira foi concebida para ser reabsorvível, a fim de evitar a necessidade de remoção cirúrgica. Existem duas grandes categorias de membranas bioreabsorvíveis: as membranas naturais e as membranas sintéticas.

a. **As membranas naturais** incluem o colagénio ou o quitosano

Vantagens: **(Luan ,et al., 2009)**

1. Actuam como suportes para a apresentação de sinais fisiológicos para a indução e manutenção de componentes da maquinaria celular
2. Capacidade de degradação enzimática ao longo das vias naturais

Desvantagens: **(Schmidmaier, et al., 2006)**

3. Degradação precoce.

4. Crescimento epitelial ao longo do material
5. Perda prematura de material.
6. O risco de transmissão de agentes infecciosos a partir de produtos animais pode ser para o ser humano.
7. A autoimunização também foi mencionada como um risco.

b. As membranas sintéticas incluem: **(Schmidmaier,et al.,2006)**

1. poliésteres (por exemplo, ácido poliglicólico) (PGA)
2. ácido poliláctico (PLA)
3. policaprolactona (PCL)

Vantagem:

- Biocompatibilidade desta membrana. **(Schmidmaier,et al.,2006)**

Desvantagens: **(Schmidmaier, et al., 2006)**

1. **não é** inerte, uma vez que se podem esperar algumas reacções tecidulares durante a degradação.
2. variabilidade e falta de controlo sobre a taxa de reabsorção da membrana, que é influenciada por factores como o pH ambiental local e a composição do material.
3. **2.3 Membranas de terceira geração**

À medida que o conceito de engenharia de tecidos se foi desenvolvendo, as membranas de terceira geração foram evoluindo.

Vantagens: **(Wang e MacNeil, 1998)**

1. actuam como barreiras.
2. Funcionam como dispositivos de entrega para libertar agentes específicos, tais como antibióticos, factores de crescimento e factores de adesão.

Subdivisões desta geração

i) Membranas de barreira com atividade antimicrobiana (Hung, et al., 2005)

Uma vez que a contaminação bacteriana da ferida regenerada representa o fator mais significativo que conduz a um resultado comprometido, a incorporação de amoxicilina ou tetraciclina em várias membranas pode melhorar a fixação das células na presença de agentes patogénicos orais

- As membranas de **politetrafluoroetileno expandido (ePTFE) carregadas com tetraciclina** reduzem a contaminação bacteriana e aumentam o ganho de fixação clínica.
- **A membrana polimérica carregada com metronidazol (MNA)** mostrou uma melhoria significativa na regeneração óssea após a regeneração.
- **A membrana electrospun de PCL/gelatina carregada com 30% de MNA** apresentou as melhores propriedades, incluindo uma biocompatibilidade superior e capacidade antibacteriana.
- Foram concebidas **membranas híbridas PLGA-CaP carregadas com ácido láurico e membranas electrospun PCL ou PCL/gelatina carregadas com ZnO** para GBR.
- **As nanopartículas de quitosano e a clorexidina** também foram adicionadas às membranas de colagénio para conferir atividade antibacteriana.

Vantagens (Hung, et al., 2005)

1. Têm acções antimicrobianas
2. Têm propriedades anti-colagenolíticas, anti-inflamatórias, inibidoras dos osteoclastos e estimuladoras dos fibroblastos
3. As tetracilinas prolongaram o tempo de degradação das membranas de colagénio, o que é importante em determinadas situações clínicas em que é desejável manter a membrana durante um período de tempo prolongado.
4. A libertação de MNA das membranas impede significativamente a colonização de bactérias anaeróbias.

ii) Membranas de barreira com incorporação de fosfato de cálcio bioativo

Os estudos mostram que a adição de hidroxiapatite nanocarbonatada (nCHAC) melhorou tanto a biocompatibilidade como a osteocondutividade da membrana. Esta membrana de três camadas tinha:

- lado poroso (para permitir o crescimento das células) que contém hidroxiapatite/colagénio/PLGA (ácido poliláctico-co-glicólico) nano-carbonatados,
- lado puro não poroso (para desencorajar a adesão das células)
- camada de transição constituída por nCHAC/PLGA. (Liao,et al.,2005)

iii) Membranas de barreira com libertação de Fator de Crescimento

Vantagens (Raja, et al., 2009)

1. Os factores de crescimento modulam a atividade celular e fornecem estímulos às células para se diferenciarem e produzirem matriz para o tecido em desenvolvimento.
2. Os factores de crescimento têm um papel essencial no processo de cicatrização e na formação de tecidos.
3. Os factores de crescimento influenciam a reparação e a doença dos tecidos, incluindo a angiogénese, a quimiotaxia e a proliferação celular, e controlam a síntese e a degradação das proteínas da matriz extracelular.

As moléculas bioactivas deste grupo de membranas incluem o PDGF, o IGFI, o fator básico de crescimento dos fibroblastos (FGF-2), o TGF-1, as BMP-2, -4, -7 e -12 e o derivado da matriz do esmalte (EMD).

Os tipos de membranas de barreira incluem :

1 **A membrana de PLLA carregada com PDGF-BB** pode aumentar potencialmente a eficácia regenerativa em defeitos da calvária de ratos **(Park, et al., 1998)**

2 **PDGF-BB revestido com polissulfona porosa** estimulou a proliferação de fibroblastos humanos aderentes à polissulfona porosa **(Mailhot, et al., 1996)**

3 **A membrana em sanduíche**, constituída por um suporte de esponja de colagénio e microesferas de gelatina, tem a capacidade de libertar o fator de crescimento de fibroblastos básicos (b-FGF) que, por

sua vez, induziu a regeneração bem sucedida dos tecidos num curto período de tempo em cães beagle **(Nakahara, et al., 2003)**

4 .**membrana assimétrica de ácido poli(L-láctido) (PLLA)** combinada com uma película de alginato, verificou-se que os factores de crescimento, como o TGF-beta, podem ser incorporados em membranas de alginato que funcionam como veículo de administração de medicamentos. Verificou-se que este sistema manteve a atividade biológica quando testado num sistema modelo in vitro **(Milella, et al., 2001)**

5 **O sistema híbrido de malha de alginato/nanofibras** com sistema de administração de proteína morfogenética óssea recombinante-2 (rhBMP-2) revelou-se eficaz na reparação de defeitos segmentares de tamanho crítico em modelo de rato. **(Kolambkar,et al.,2011)**

2.3. Membranas de barreira de acordo com a capacidade de reabsorção

2.3.1 Membranas de barreira **não reabsorvíveis**

Vantagens das membranas de barreira não reabsorvíveis

- amplamente estudado.
- biocompatível.
- mantêm a sua integridade estrutural durante a implantação.
- têm propriedades de manutenção de espaço e capacidade de oclusão celular superiores às das membranas degradáveis
- Nos defeitos de tamanho crítico, os dispositivos não reabsorvíveis têm melhores capacidades para conseguir uma regeneração bem sucedida devido à sua rigidez, ao tempo controlado do efeito de barreira e à ausência de processo de reabsorção.
- o médico manterá o controlo sobre o período de tempo em que a membrana está colocada.

(Ostermann,et al.,2002;Wiltfang,et al.,1998)

Desvantagens das membranas de barreira não reabsorvíveis

- é necessário um segundo procedimento cirúrgico para a remoção
- a exposição à membrana é frequente, o que aumenta o risco de infeção secundária
- A deiscência da ferida devido a uma cobertura incompleta ou recessão gengival durante o processo de cicatrização é um achado comum.
- devido à rigidez das membranas não reabsorvíveis, é frequentemente necessária uma estabilização adicional da membrana com mini-parafusos e tachas.

(Gielkens,et al.,2008; Machtei.,2001; Hardwick,et al.,1995)

Tipos de membranas de barreira não reabsorvíveis (Rakhmatia, et al., 2013)

1. filtro de acetato de celulose (Millipore)
2. Malha de titânio
3. politetrafluoretileno expandido (e-PTFE)

4. Membrana de PTFE de alta densidade (d-PTFE)
5. membranas de politetrafluoretileno reforçadas com titânio

filtro de acetato de celulose (Millipore)

Na década de 1980, durante as primeiras tentativas de regeneração de tecidos, foi introduzido um filtro bacteriano feito de acetato de celulose (Millipore) como membrana de barreira. **(Soheilifar, et al. 2014)**

Vantagens do filtro de acetato de celulose

- Esta membrana resultou na regeneração do cemento, do osso alveolar e do ligamento periodontal em estudos experimentais com animais.

(Soheilifar, et al.,2014; Gottlowet al.,1984)

Desvantagens do filtro de acetato de celulose (Charles A., 2011)

- esfoliação prematura da membrana.
- a necessidade de uma segunda intervenção cirúrgica para a sua remoção.

Malha de titânio

As membranas de barreira de titânio foram introduzidas como uma opção para a ROG, porque proporcionam um suporte mecânico avançado que permite um espaço maior para o crescimento do osso e do tecido. **(Zhang, et al.,2013)**

Vantagens da malha de titânio

- Pode ser esterilizado repetidamente
- Inerte, não reativo
- é flexível e pode ser dobrado
- mantém e preserva o espaço a regenerar sem colapsar
- Pode ser moldado e adaptado de forma a ajudar a regeneração óssea em defeitos que não mantenham o espaço.
- Utilizar para regenerar e reconstruir um rebordo alveolar gravemente deficiente.
- fornecem um suporte mecânico que permite um espaço maior para o crescimento de ossos e tecidos.
- A malha de titânio (Ti-mesh) tem excelentes propriedades mecânicas para a estabilização de enxertos ósseos sob a membrana.
- Aumento da altura e da largura
- Devido à presença de orifícios no interior da malha, esta não interfere com o fornecimento de sangue diretamente do periósteo para os tecidos subjacentes e para o material de enxerto ósseo.

(Soheilifar, et al.,2014;Zhang, et al.,2013;Malchiodi et al.,1998)

Desvantagem da malha de titânio

- Aumento do risco de exposição devido às arestas afiadas, causadas pelo corte, recorte e dobragem da malha de titânio, aumentando o risco de infeção secundária.
- cirurgia secundária mais complexa para os remover

- A rigidez da malha de Ti leva a um aumento do número de exposições e a uma irritação mecânica dos retalhos da mucosa.
- Custo.

(Ostermann,et al. 2002; Watzinger, et al.,2000)

Propriedades da malha de titânio

- A sua rigidez permite uma manutenção extensiva do espaço e evita o colapso do contorno.
- a sua elasticidade impede a compressão da mucosa.
- a sua estabilidade impede a deslocação do enxerto.
- a sua plasticidade permite dobrar, contornar e adaptar-se a qualquer defeito ósseo.
- A malha Ti-mesh mantém o espaço com um maior grau de previsibilidade, mesmo em casos com uma grande cavidade óssea.
- Pensa-se que a superfície lisa da malha de Ti a torna menos suscetível à contaminação bacteriana do que os materiais reabsorvíveis.
- Uma caraterística importante da malha de Ti-mesh é a sua macroporosidade (na ordem dos milímetros), que desempenha um papel fundamental na manutenção do fornecimento de sangue ao enxerto e que se crê que melhora a regeneração, melhorando a estabilidade da ferida através da integração dos tecidos e permitindo a difusão de nutrientes extracelulares através da membrana.
- As características macro e multiporosas criam pontos afiados quando o material é cortado ou dobrado e podem proporcionar um caminho fácil para a contaminação microbiana no local de cicatrização.
- O desenvolvimento de uma membrana de malha de Ti menos porosa e com microporos poderá aliviar algumas das dificuldades actuais associadas à malha de Ti em aplicações dentárias.
- O Ti-mesh pode ser utilizado antes da colocação de implantes dentários (abordagem faseada) para ganhar volume ósseo ou em conjunto com a colocação de implantes dentários (abordagem não faseada).

(Zhang, et al.,2013;Her,et al.,2012;Degidi,et al.,2003)

Membrana de politetrafluoretileno expandido (e-PTFE)

Foi desenvolvida em 1969 e tornou-se o padrão para a regeneração óssea no início dos anos 90. O tipo comercial mais popular de e-PTFE foi o Gore-Tex®. Esta membrana continua a ser o material mais bem documentado e considerado como um padrão de ouro, com o qual todas as outras membranas introduzidas devem ser comparadas para aprovação. **(Becker, et al.,1994)**

Vantagens da membrana (e-PTFE)

- Actua como um obstáculo mecânico para os fibroblastos e outros tecidos conjuntivos.
- A membrana de e-PTFE demonstrou produzir osso de forma previsível em defeitos ósseos localizados à volta de implantes com ou sem enxertos ósseos.
- Bom conservador de espaço
- Fácil de manusear.
- São biocompatíveis e mantêm a sua integridade estrutural durante a implantação

- Têm maior capacidade de oclusão celular do que as membranas degradáveis.
- Têm a capacidade de limitar a reabsorção do enxerto e de melhorar a reparação óssea.

(Zwahlen,etal.2009;Antoun,etal.2001; Wiltfang,et al.1998; Becker,et al.1994)

Desvantagens da membrana (e-PTFE)

- A sua exposição à cavidade oral pode resultar em infeção bacteriana e deterioração da cicatrização da ferida.
- As membranas de e-PTFE rígidas podem resultar em deiscência dos tecidos moles.
- induzem reacções citotóxicas ligeiras a moderadas e reduzem a adesão celular
- é necessária uma segunda intervenção cirúrgica para a remoção

(Wang,et al.,2016; Dimitriou,et al.,2012;Cosyn e De Bruyn,2008)

propriedades da membrana (e-PTFE)

- A molécula de base deste material é um polímero composto por uma ligação carbono-carbono com quatro átomos de flúor ligados.
- Estruturalmente, o ePTFE é uma matriz microporosa que consiste num padrão repetitivo de nós e fibrilhas. Ao variar a distância entre os nós, o material pode ser feito para variar amplamente em termos de porosidade. Estes microporos encorajarão a fixação de células de tecido que estabilizam a interface hospedeiro-tecido. Estes poros mais pequenos também actuam para restringir a migração das células epiteliais.
- Historicamente, as membranas de ePTFE foram construídas utilizando uma microestrutura fechada e uma microestrutura aberta. A porção de microestrutura aberta (colarinho) foi concebida para permitir o crescimento de tecido conjuntivo, que tem o efeito de inibir ou reduzir a possibilidade de migração epitelial entre o retalho e a superfície da membrana, um fenómeno designado por inibição de contacto. A segunda parte (porção oclusiva interna) da membrana consiste numa porção oclusiva que permite a entrada de nutrientes, impedindo que as células gengivais do retalho interfiram com o processo de cicatrização no local do defeito.
- As membranas de ePTFE requerem um fecho primário devido à microestrutura da superfície aberta e ao risco de infeção e falha do enxerto quando expostas.
- O tamanho dos poros é de (0,48 nm).

(Soheilifar, et al. 2014; Charles A. 2011; Raymond J.,2009; Cosyn J. e De Bruyn H., 2008)

Membrana de PTFE de alta densidade (d-PTFE)

Esta membrana foi originalmente desenvolvida em 1993, e o seu sucesso na regeneração de ossos e tecidos está bem documentado. **(Bartee.,1998)**

Vantagens do (d-PTFE)

- A exposição da membrana não influencia a regeneração óssea.
- Resistente e impermeável às infecções bacterianas.
- o fecho primário não é necessário.

- Mais rentável.
- Remoção não cirúrgica por técnica aberta.

(Soheilifar, et al.,2014; Charles A. ,2011;Barber,et al.,2007)

Propriedades do (d-PTFE)

- A dimensão dos poros é inferior a 0,3 p.m.
- Melhora a regeneração óssea vertical e/ou horizontal, a cicatrização dos tecidos moles
- As membranas de d-PTFE podem resultar numa boa regeneração óssea, mesmo após a exposição, porque a difusão de oxigénio e a transfusão de pequenas moléculas através da membrana continuam a ser possíveis.
- O d-PTFE é particularmente útil quando o encerramento primário é impossível sem tensão, tal como na preservação do rebordo alveolar, em grandes defeitos ósseos e em implantes imediatos.
- As membranas de d-PTFE podem ser deixadas expostas, preservando assim os tecidos moles e a posição da junção mucogengival.
- Devido à sua elevada densidade e ao tamanho reduzido dos poros, a infiltração bacteriana no local do aumento ósseo é eliminada, o que protege o material de enxerto subjacente e/ou o implante.

(Soheilifar, et al. 2014; Rakhmatia, et al., 2013; Hoffmann.2008; Bartee.1995)

Membranas de PTFE reforçadas com titânio

A membrana de e-PTFE e a membrana de d-PTFE estão disponíveis como e-PTFE reforçado com titânio ou d-PTFE. **(Liu e Kerns, 2014)**

Vantagens das membranas de PTFE reforçadas com titânio

- O mais estável mantenedor do espaço.
- O material de enchimento não é necessário aquando da sua utilização.
- Mantém um espaço grande e protegido para a estabilização do coágulo sanguíneo sem a adição de enxertos ósseos.
- Proporciona uma preservação superior da forma original da regeneração do rebordo durante o período de cicatrização.
- Ideal para aumento do rebordo e enxerto de defeitos ósseos em que faltam uma ou mais paredes.
- A membrana pode ser cortada e moldada para se adaptar a uma variedade de defeitos.
- Proporciona estabilidade adicional em defeitos ósseos supracrestais e grandes deiscências à volta de implantes dentários.

(Liu e Kerns ,2014; Jovanovic e Nevins,1995)

Propriedades das membranas de PTFE reforçadas com titânio

- É constituído por uma estrutura fina de titânio metálico entre duas peças de membrana de PTFE laminado.
- Estas membranas estão disponíveis em configurações transgengivais e submersas.
- Estudos demonstraram que as membranas de ePTFE reforçadas com titânio têm um potencial biológico substancial para a regeneração do osso alveolar e das estruturas periodontais.

- Não deve ser exposto em ambiente oral.
- É frequentemente necessária uma estabilização adicional com tachas ou mini-implantes para obter resultados regenerativos mais previsíveis.
- As membranas reforçadas com titânio são uma opção adequada para o aumento de uma área de grande volume de osso ou quando é desejável uma regeneração óssea vertical.

(Charles A.,2011; Degidi,et al.,2003)

2.3.2 Membranas de barreira reabsorvíveis

Quando os materiais de enxerto são utilizados com estas membranas, os resultados dos procedimentos de ROG são geralmente favoráveis e até comparáveis aos resultados obtidos com barreiras não reabsorvíveis. **(Donos.,2002)**

A membrana de barreira ideal deve ser capaz de ser degradada ou reabsorvida ao longo do tempo ao mesmo ritmo que a formação óssea, pelo que a integridade estrutural da membrana deve ser mantida durante a maturação do tecido recém-formado, que é de 6 meses para a ROG. **(Kozlovsky,et al.,2009)**

Vantagens das membranas de barreira reabsorvíveis

- Não é necessário remover a membrana.
- Maior relação custo-eficácia .
- Diminuição da morbilidade dos doentes.
- Parece que estas membranas podem estimular a cicatrização dos tecidos moles.
- Permitem um procedimento numa única etapa.
- Evitar o risco de morbilidade adicional e danos nos tecidos.

(Soheilifar, et al.,2014;Zhang,et al.,2013;Hammerle,et al.,2003)

Desvantagens das membranas de barreira reabsorvíveis

- falta de capacidade de criação de espaço
- A degradação ocorre maioritariamente por hidrólise. Isto cria um ambiente ácido, que pode ter um efeito negativo na formação óssea.
- a exposição prematura da membrana na cavidade oral ou a deiscência do retalho podem levar ao crescimento bacteriano e à degradação prematura do dispositivo exposto, com perda da função de barreira, o que reduz o êxito do processo regenerativo.

(Charles A. ,2011;Wang e Carroll ,2000)

As características ideais das membranas reabsorvíveis (Edward.2007)

1. Biocompatível
2. Biodegradável fisiologicamente (hidrólise)
3. Biologicamente inerte
4. Os produtos de decomposição devem ser não reactivos
5. Não deve promover a formação de corpos estranhos ou reacções alérgicas
6. A reabsorção deve ser de 100%

As membranas reabsorvíveis podem ser feitas de vários materiais **naturais** e **sintéticos.**

Membranas reabsorvíveis à base de polímeros naturais (membrana bioabsorvível natural)

Vantagens (Wang, et al., 2016)

- Boa biocompatibilidade
- Biodegradabilidade
- Bioatividade inerente,
- A capacidade de apresentar às células ligandos que se ligam aos receptores
- Aumentar a síntese de colagénio e a atividade da fosfatase alcalina

Desvantagens (Wang, et al., 2016)

- Forte resposta imunogénica
- Complexidades da sua purificação e possibilidade de transmissão de doenças

Tipos de membrana bioabsorvível natural (Wang, et al., 2016)

A. Colagénio

B. Quitosano

C. Membranas do pericárdio

D. Membrana à base de gelatina

E. Membrana à base de fibroína da seda

A. Membranas de colagénio

Os investigadores sempre se sentiram atraídos pelo colagénio devido às suas propriedades únicas, que podem ser vantajosas para o tratamento regenerativo. Vários tipos de colagénio de diferentes espécies, tecidos e órgãos têm sido utilizados como barreiras em estudos com animais e seres humanos, fig. 2-1 **(Bunyaratavej e Wang, 2001).**

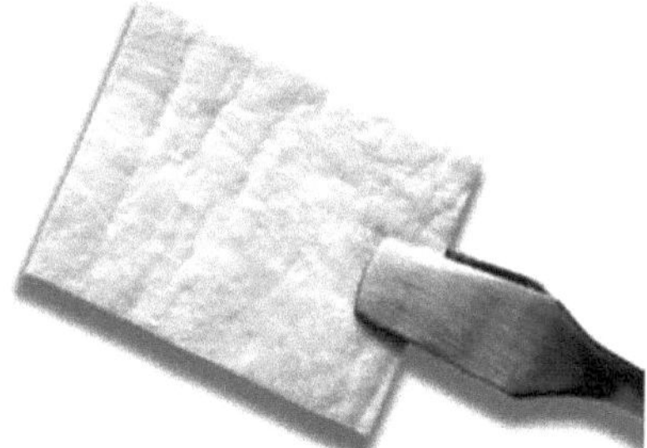

Fig(2-1)membrana de colagénio (Ajay Vikram.,2013) **Propriedades das membranas de colagénio**

- Hemostasia: O colagénio é um agente hemostático e possui a capacidade de estimular a fixação das plaquetas e de aumentar a ligação da fibrina, o que pode facilitar a formação inicial do coágulo e a sua estabilização, conduzindo a uma melhor regeneração.
- Quimiotaxia: Foi demonstrado que o colagénio é quimiotático para os fibroblastos in vitro. Esta propriedade pode aumentar a migração celular in vivo.

- Facilidade de manipulação: o colagénio pode ser facilmente manipulado e adaptado.
- Bem tolerado: Foi demonstrado que o colagénio é um imunogénio fraco, pelo que é bem tolerado pelos doentes.
- Bioreabsorvível: Uma vez que o colagénio é bioreabsorvível, durante a degradação enzimática incorpora-se no retalho para suportar a fixação de novo tecido conjuntivo. Isto pode resultar num aumento da espessura do tecido/retalho para proteger a formação de mais osso.
- Absorção lenta: As membranas devem permanecer no local até que as células capazes de se regenerar se estabeleçam no local da ferida.
- A membrana de colagénio requer um fecho primário.
- A fonte de colagénio provém de tendões, derme, pele ou pericárdio de origem bovina, suína ou humana.
- A maior parte das membranas de colagénio disponíveis no mercado são desenvolvidas a partir de colagénio de tipo I ou de uma combinação de colagénio de tipo I e de tipo III.

(Wang e Carroll 2001; Bunyaratavej e Wang 2001; Pitaru, et al.1989)

- **Membrana de colagénio não reticulado**

Vantagens

- Promoção da hemostase
- Quimiotaxia para fibroblastos gengivais
- Imunogenicidade fraca
- Fácil manipulação e adaptação,
- Efeito direto na formação óssea
- Capacidade de aumentar a espessura do tecido

(Rothamel,et al.,2004; Liu e Kerns 2014)

Desvantagens

- Perda da capacidade de manutenção do espaço em condições de humidade
- Riscos de transmissão de uma doença ao ser humano para o colagénio de origem animal
- Resistência mecânica inferior
- Biodegradação demasiado rápida

(Wang,et al. 2016;Gielkens,et al.2008;Bunyaratavej e Wang 2001)

Propriedades

- Principalmente colagénio dos tipos I e III
- Boa integração dos tecidos
- Vascularização rápida
- Biodegradação sem reação de corpo estranho
- Ação quimiotáctica para os fibroblastos

- Propriedade hemostática
- Imunogenicidade fraca
- Adesão osteoblástica
- Biocompatibilidade
- Capacidade de promover a cicatrização de feridas
- Bio-Gide® (Tipo I e III), a sua **taxa de reabsorção é de** 2-4 semanas.

(Wang, et al. ,2016)

- **Membrana de colagénio reticulado**

A reticulação é um procedimento através do qual as ligações que ocorrem naturalmente entre as moléculas de colagénio são aumentadas, a fim de tornar a membrana mais resistente, manter a sua integridade mesmo após a exposição à cavidade oral e provocar um atraso no processo de reabsorção. **(Soheilifar, et al.,2014)**

Vantagens (Wang, et al., 2016)

- Aumento da resistência à tração do colagénio.
- Tempo de degradação do Prolonge .
- Manter os substitutos ósseos em bloco dimensionalmente estáveis
- Podem manter a sua integridade mesmo após exposição à cavidade oral

Desvantagens

- Angiogénese retardada
- Os produtos químicos utilizados para a reticulação têm efeitos citotóxicos nos tecidos circundantes, levando à formação de lacunas entre a membrana e o tecido conjuntivo e facilitando a acumulação microbiana.
- Foi registada uma inflamação grave e reabsorção da área enxertada.
- Redução da migração epitelial
- Diminuição da integração dos tecidos

(Wang,et al.,2016; Liu e Kerns,2014)

Propriedades

- A taxa de degradação das membranas reticuladas é mais longa (de 4 semanas a seis meses). **(Schwarz,et al.,2008)**
- Foram utilizados vários métodos físicos ou químicos de reticulação, como a luz ultravioleta, o diisocianato de hexametileno (HMDIC) e o glutaraldeído (GA), difenilfosforilazida (DPPA), formaldeído (FA) mais irradiação e reticulação enzimática para modificar as propriedades biomecânicas das fibras de colagénio. **(Liu e Kerns,2014)**

- **Membrana de barreira de colagénio enriquecida**

É uma membrana de barreira de duas camadas para compensar a degradação prematura da barreira externa, e adicionando sulfato de heparina e fibronectina à barreira interna. **(Pitaru,et al.,1991)**

Propriedades (Pitaru,et al.,1991)

- A fibronectina actuou como um fator quimiotático para os fibroblastos, ligando o sulfato de heparina à membrana de colagénio.
- A barreira interna foi concebida para atuar como uma segunda barreira para o epitélio migratório e para servir de sistema de entrega de fibronectina e sulfato de heparina.
- Retardará a migração apical do epitélio em comparação com as membranas não enriquecidas.

B. Membrana à base de quitosano

É um polissacárido alcalino linear e catiónico obtido a partir da desacetilação da quitina **(Xu, et al., 2012).**

Vantagens

- Polímero natural não tóxico (polissacárido) e excelente biocompatibilidade
- Melhora a cicatrização de feridas e a formação óssea .
- Tem propriedades hemostáticas.
- As membranas híbridas de quitosano têm propriedades mecânicas superiores.
- Baixo custo.
- Não-antigenicidade.
- Taxa de degradação adequada.
- Flexibilidade em ambientes hidratados.
- Potencial de cicatrização de feridas.
- Tem propriedades antibacterianas.

(Dimitriou,et al.,2012; Xu,et al.,2012; Lee,et al.,2009)

Desvantagem (Wang, et al., 2016; Dimitriou, et al., 2012)

- provas limitadas de estudos in vivo.
- A sua bioatividade não era tão boa como a dos polímeros proteicos.
- As suas propriedades mecânicas são fracas.

C. Membranas do pericárdio

A estrutura do pericárdio nativo tem três camadas, compostas em grande parte por uma rede de fibras colagénicas e elásticas embebidas numa matriz amorfa com uma superfície porosa para fixação e proliferação celular, mas também com densidade suficiente para a exclusão de tecidos moles. O pericárdio xenogénico é geralmente derivado de fontes bovinas e suínas, fig. 2-2 **(Rispoli et al., 2015)**

O seu tempo de reabsorção é de 2 a 6 meses. (Jimbo,et al.,2012)

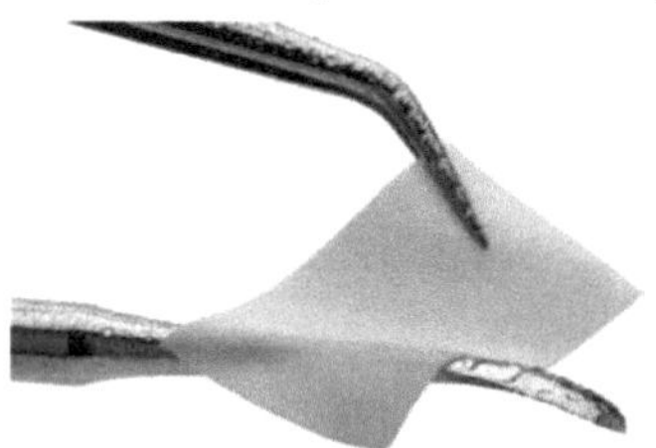

Fig (2-2) membrana do pericárdio (Ajay Vikram.,2013)

D. Membrana à base de gelatina

A gelatina é uma proteína solúvel derivada do colagénio parcialmente desnaturado. A gelatina raramente é usada sozinha para funcionar como uma membrana GBR, portanto, um método eficiente para melhorar suas propriedades mecânicas e estabilidade é reticular a gelatina com EDC e N-hidroxil succinimida (NHS) e tratamento térmico. **(Wang,et al.,2016)**

Vantagens (Wang, et al., 2016)

- Fácil manuseamento .
- Eficiência de custos.
- Boa biocompatibilidade.
- Baixa imunogenicidade.
- **É a plasticidade.**
- **É a adesividade.**
- Promoção da adesão e do crescimento celular.

Desvantagens (Wang, et al., 2016)

- A gelatina apresenta fracas propriedades mecânicas.
- Rápida taxa de degradação.

E. Membrana à base de fibroína da seda

A fibroína da seda é uma proteína natural que pode ser extraída de vermes da seda (por exemplo, Bombyx mori) ou de aranhas. **(Altman et al.,2003)**

Vantagens

- Boa biocompatibilidade.
- Boa permeabilidade ao oxigénio e ao vapor de água.
- Biodegradabilidade.
- Proporciona uma resistência e dureza notáveis para proporcionar estabilidade suficiente.
- Proporciona a manutenção do espaço para o crescimento ósseo, evitando o colapso da membrana.

(Wang,et al.,2016;Kim et al.,2005)

Membranas reabsorvíveis à base de polímeros sintéticos (Membranas reabsorvíveis sintéticas)

A maioria das actuais membranas de polímeros sintéticos reabsorvíveis no mercado são baseadas em poliésteres alifáticos. **(Wang,et al.,2016)**

Vantagens

- O polímero bioabsorvível mais comummente utilizado e estudado
- comercialmente disponíveis e aprovados para utilização clínica
- Ao alterar a composição e o processo de fabrico, o tempo de reabsorção, as propriedades de manuseamento e a durabilidade mecânica podem ser ajustados de acordo com a situação clínica.
- As diferentes composições químicas não afectaram a regeneração óssea in vivo
- As membranas de degradação lenta induzem uma maior quantidade de neovascularização e uma cápsula fibrosa mais fina do que as membranas de degradação rápida
- Geralmente não são tão biologicamente activos como os polímeros naturais

(Kaushiva et al.,2007; Nair e Laurencin,2007;Asikainen et al.,2006; Gogolewski et al.,2000)

Desvantagens

- Podem induzir uma resposta do tecido hospedeiro e reacções de corpo estranho durante a degradação (por hidrólise não enzimática)
- As reacções citotóxicas moderadas podem reduzir a adesão celular

(Meinig 2010;Alpar et al.,2000)

Tipos (Wang, et al. 2016)

A. Ácido poliláctico (PLA)

B. Copolímero de ácido poliláctico/ácido poliglicólico (PLGA)

C. Policaprolactona (PCL)

D. Polietileno glicol (PEG)

A. Ácido poliláctico (PLA)

É um dos polímeros mais comuns e importantes utilizados nos procedimentos de ROG devido às suas propriedades mecânicas e biocompatibilidade adequadas e foi a primeira barreira reabsorvível a ser aprovada pela Food and Drug Administration como membrana de barreira. **(Wang,et al.,2016; Charles A.,2011)**

Propriedades

- É composto por uma mistura de ácido poliláctico que foi amaciado com ácido cítrico para melhorar o manuseamento e a flexibilidade.
- O perfil de reabsorção do material para assegurar a função de barreira durante um mínimo de 6 semanas, após o que foi lentamente hidrolisado e metabolizado. A reabsorção completa ocorreu aproximadamente aos 12 meses
- A fim de regular a taxa de degradação e a hidrofilicidade do PLA, foram sintetizados copolímeros de lactido e caprolactona, glicolida.

- Este dispositivo é uma matriz de várias camadas.

(Wang,et al.,2016; Charles A.,2011)

Vantagens

- Promover o crescimento do tecido conjuntivo gengival .
- Prevenir o crescimento apical do epitélio gengival.

(Charles A.,2011)

- **Barreira de matriz Guidor**

A primeira e mais amplamente estudada matriz aloplástica e tecnologia de barreira disponível.

(Wang, et al. 2016)

Propriedades

- É fabricado a partir de uma mistura homogénea de dois polímeros, o poli-D,L-lactido (PDLLA) e o poli-L-lactido (PLLA), dopados com citrato de acetil tri-n-butilo.
- Trata-se de uma membrana com duas camadas.
- Função Tempo como barreira durante um mínimo de seis semanas.
- A taxa de reabsorção é de 13 meses.

(Wang,et al.,2016)

- **Barreira Epi-Guide® (ácido poli-DL-lático)**

Propriedades

- Membrana de três camadas
- O tempo de funcionamento como barreira é de 20 semanas.
- A taxa de reabsorção é de 6-12 meses.
- Autónomo
- Apoiar o desenvolvimento de coágulos sanguíneos

(Wang,et al.,2016)

- **Polímero líquido sintético (Atrisorb®)**

Um polímero de ácido lático, poli(DL-lactido) (PLA), dissolvido em N-metil-2-pirrolidona (NMP) como plastificante. **(Charles A.,2011)**

Propriedades

- Quimicamente, o material é um componente de polímero que é reabsorvido através do processo de hidrólise.
- Quando fora da cavidade oral, a membrana é uma solução parcialmente endurecida, o que permite que seja aparada às dimensões do defeito antes da colocação intra-oral. A barreira é então adaptada ao defeito e adquire uma consistência firme em contacto com água ou outra solução aquosa. in situ.
- A barreira tem a vantagem de ser suficientemente rígida para ser colocada na área do defeito, mas suficientemente flexível para ser adaptada ao defeito.
- Adere diretamente às estruturas dentárias, pelo que não são necessárias suturas.

(Charles A.,2011)

Vantagens

- O material é seguro, não tóxico
- Reabsorvível
- Produz eficazmente a regeneração.

(Charles A.,2011)

B. Membrana de ácido poliláctico/copolímero de ácido poliglicólico (PLGA)

É uma alternativa bem conhecida ao PLA **(Wang, et al., 2016)**

Propriedades

- Resolut Adapt® : **Tempo de funcionamento** 8-10 semanas, **Taxa de reabsorção** 5-6 meses
- Resolut Adapt® LT: **Tempo de funcionamento** 16-24 semanas, **Taxa de reabsorção** 5-6 meses

(Wang,et al.,2016)

Vantagens (Wang, et al., 2016)

- Não citotóxico
- Biodegradável
- Boa manutenção do espaço

Desvantagens

- Desencadeia reacções inflamatórias e uma resposta de corpo estranho durante a degradação.
- É difícil manter a forma de um andaime de PLGA durante várias experiências in vitro e in vivo.
- Fraca resistência mecânica
- Uma vez expostas, as membranas começam a reabsorver-se quase instantaneamente, reduzindo o tempo de barreira da função e a capacidade de criação de espaço da membrana

  (Wang,et al.,2016; Zhou et al.,2012; Simion et al.,1997)
- A membrana de PLGA não consegue manter a espessura horizontal do osso regenerado tão bem como a membrana de Ti-e-PTFE, e esta última membrana revelou menos complicações nos tecidos moles devido a vários factores: **(Charles A.,2011)**

  1. Os parafusos de fixação podem ter actuado como postes de tenda para evitar o colapso da membrana de ePTFE, aumentando o espaço para a regeneração óssea
  2. A rigidez do material reabsorvível não foi suficiente para manter um espaço adequado entre o defeito e a membrana
  3. Durante a reabsorção, a capacidade de criação de espaço da barreira diminuiu.

C. Membrana de policaprolactona (PCL)

É um polímero biomédico atrativo e tem sido amplamente estudado na engenharia do tecido ósseo. **(De Santis et al.,2015)**

Propriedades

- **É hidrofóbico, o que reduz a** adesão e a proliferação **das células**. Portanto, o PCL é sempre misturado ou copolimerizado com outros polímeros antes da aplicação biomédica. **(Wang,et al.,2016)**

Vantagens

- Biocompatível
- Baixo custo
- Elevada resistência mecânica.
- O PCL não produz um ambiente ácido local durante o processo de degradação, em comparação com o PLA e o PLGA.

(Wang,et al.,2016; De Santis et al.,2015)

Desvantagem

- A biorreabsorção completa in vivo das membranas de PCL é de aproximadamente 2-3 anos, o que é demasiado longo para aplicação no tratamento de RGB. **(Gentile et al.,2011)**

D. Membrana de polietilenoglicol (PEG)

O polietilenoglicol (PEG) é um importante polímero biodegradável, oclusivo para as células e biocompatível, e tem sido um candidato para a membrana GBR. **(Thoma et al.,2012)**

Propriedades

- A biodegradação do hidrogel dependeu da composição do PEG **(Herten et al.2009)**.

Vantagens

- Elevada biocompatibilidade.
- Integração dos tecidos.
- Aplicação precisa, simples e rápida.
- Estabiliza o enxerto ósseo.
- Propriedades de barreira com duração de 4-6 meses.
- Material degradável.

(Thoma et al.,2012)

Membranas reabsorvíveis baseadas em compósitos poliméricos

A. Misturas de polímeros

Para evitar o colapso da membrana e assegurar uma função de barreira suficiente, um único polímero não pode satisfazer todos estes critérios, pelo que pode ser uma solução eficiente misturar dois ou mais tipos de polímeros para impedir as suas respectivas limitações e mostrar efeitos sinérgicos mais positivos. **(Wang,et al.,2016)**

1. Misturas de polímeros naturais

I. Membranas de gelatina/quitosano

Propriedades

- Melhor capacidade de apoiar a adesão e a proliferação celular
- Propriedades mecânicas superiores.

(Kim et al.,2005)

II. Membranas de hidroxiapatite/quitosano/gelatina

Propriedades

- Membrana de três camadas com uma camada central de quitosano ensanduichada por duas membranas de colagénio com 20 % em peso de HA
- Promover a proliferação de células estaminais mesenquimais da medula óssea humana (hBMSCs)
- Melhorar a progressão da diferenciação osteogénica

(Hunter e Ma 2013;Teng et al.,2008)

2. Misturas de polímeros sintéticos

Suportes compósitos -PCL/PLGA

Foi fabricado através da mistura de PCL e PLGA na mesma proporção, e a sua resistência à compressão e módulo foram muito superiores aos dos andaimes de PLGA puro. **(Kim et al.,2009)**

3. Misturas de polímeros naturais e polímeros sintéticos

Combina as vantagens dos polímeros naturais e sintéticos. **(Wang, et al., 2016)**

I. Mistura de PCL-gelatina

Propriedades (Shi et al.,2015)

- Boa biocompatibilidade
- Propriedades mecânicas, físicas e químicas melhoradas
- Tem sido utilizado com sucesso na engenharia de tecidos neurais, na engenharia de tecidos de cartilagem e em aplicações GBR
- O tempo de biodegradação das membranas é adequado para a regeneração de tecidos.

II. Membranas compósitas de PLLA/quitosano electrospun

Propriedades (Ku et al.,2009)

- Taxa de degradação mais rápida e propriedade de penetração sem fibroblastos.
- A taxa de degradação foi de até 20% em seis semanas
- A PLLA/quitosano é uma membrana multicamadas composta pelas camadas exteriores de malha de quitosano, para facilitar a adesão das células, e pela camada intermédia de PLLA nanoporoso, para uma resistência mecânica suficiente. A membrana manteve a sua integridade durante oito semanas, permitindo uma degradação gradual. Estes resultados sugerem que estas membranas de quitosano/poliéster podem ser adequadas para utilização em ROG.
- Promove a adesão, a proliferação e a diferenciação celular.

8. Compósitos de bio-cerâmica/polímero

Trata-se de uma estrutura biomimética da matriz extracelular óssea (MEC), composta por polímeros e componentes bio-cerâmicos. **(Bottino et al.,2012)**

Propriedades

- O componente de biocerâmica refere-se a hidroxiapatite (HA), hidroxiapatite carbonatada (CHA), vidro bioativo (BG), β-fosfato de cálcio (β-TCP), que é conhecido pelas suas boas propriedades osteoindutoras e osteocondutoras e excelente biocompatibilidade.
- A BG pode regenerar não só os tecidos duros, mas também os tecidos moles.

- As cerâmicas bioactivas podem melhorar significativamente a mineralização e as actividades celulares em membranas poliméricas, favorecendo a osteocondutividade e/ou osteoindutividade para aplicações de ROG.
- Os materiais bioactivos podem melhorar as propriedades mecânicas
- As bio-cerâmicas podem neutralizar os produtos de degradação ácida dos polímeros, como o PLA e o quitosano, através dos grupos alcalinos.
- Presume-se que estas membranas compósitas têm a capacidade de preservar as funções estruturais e biológicas dos tecidos duros danificados de uma forma mais eficiente e biomimética.

(Wang, et al., 2016; Zhao et al., 2015)

2.4 Tendências actuais

A. fibrina rica em plaquetas (PRF)

O PRF é composto por um biopolímero numa figura comprimida semelhante a uma membrana (2-3).

(Gassling et al.,2013)

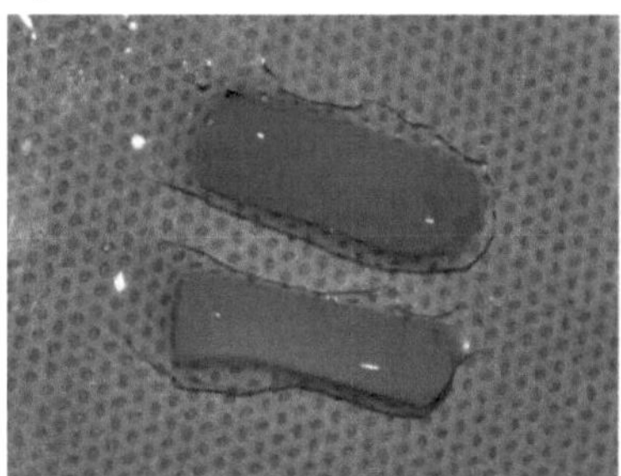

Fig(2-3) PRF (Ajay Vikram.,2013)

Propriedades

- É totalmente autólogo e não contém quaisquer anti-coagulantes.
- São colhidos cerca de 5 ml de sangue venoso total em tubos estéreis e centrifugados a 3000 rotações por minuto durante 10 minutos num tubo de centrifugação.
- O sangue é então sedimentado em três camadas: uma camada inferior vermelha contendo glóbulos vermelhos, uma camada superior de plasma celular de cor clara e a fração intermédia contendo o coágulo de fibrina. A camada intermédia pode então ser recolhida e moldada conforme desejado e utilizada como membrana PRF.

  A matriz de fibrina pode então ser utilizada como uma membrana isolada ou combinada com outros enxertos ósseos, facilitando o recrescimento ósseo. **(Zhang et al.,2013)**
- Os investigadores utilizaram o tratamento térmico para preparar a membrana de PRF, que se mostrou resistente à plasmina e permaneceu estável durante mais de 10 dias in vitro, em comparação com o PRF comprimido com gaze. Esta técnica reduz a taxa de biodegradação sem sacrificar a sua

biocompatibilidade. Portanto, as membranas de PRF têm um potencial promissor para serem aplicadas como membranas de barreira. **(Kawase et al.,2015)**

Vantagens

- O PRF actua como uma fonte potente de factores de crescimento para facilitar a regeneração dos tecidos.
- Trata-se de uma técnica muito simples e pouco dispendiosa e é uma óptima alternativa às membranas não reabsorvíveis e reabsorvíveis.

(Wang et al.,2016;Zhang et al.2013)

Desvantagem

- A sua rápida degradabilidade no prazo de duas semanas ou menos no local de implantação. **(Gassling et al..2013)**

B. Membrana de poli(ésteres de anidrido) à base de ácido salicílico (SAPAE) Propriedades

- Os SAPAE foram sintetizados através da incorporação química do ácido salicílico, um fármaco anti-inflamatório não esteroide, que reduz a produção de citocinas pró-inflamatórias.
- As membranas de polímero SAPAE têm aplicação potencial em procedimentos de ROG e como barreira à formação excessiva de osso para a diabetes.

(Subramanian et al.,2015)

Vantagem

- **Melhora a regeneração dos tecidos ósseos ou periodontais da diabetes. (Subramanian et al.,2015)**

C. Membrana amniótica humana

A membrana amniótica humana tornou-se um biomaterial atrativo para todas as disciplinas cirúrgicas, sendo a mais interna das membranas fetais que revestem a cavidade amniótica. A sua espessura é de 0,02 a 0,5 mm e o âmnio humano é constituído por cinco camadas.

(Kesting et al.,2014)

Modo de ação

- Promotor da epitelização porque actua como uma membrana basal, promove a diferenciação epitelial e a migração
- É considerado um tecido imunoprivilegiado.
- Propriedades analgésicas que podem resultar da cobertura das terminações nervosas.
- Atividade antimicrobiana porque adere à superfície da ferida
- Os efeitos pró ou anti angiogénicos do AM são controversos.
- Propriedades mecânicas: elevada resistência à tração e elasticidade.
- Pluripotência das células derivadas do âmnio que podem ser diferenciadas nas três camadas germinativas: endoderme, mesoderme e ectoderme.

(Kesting et al., 2014)

Aplicações em cirurgia oral e maxilofacial

- Regeneração óssea guiada

A membrana amniótica serviu como uma excelente membrana de ROG, uma vez que não apresenta sinais de rejeição, é pouco imunogénica e não é degradante.

- Cirurgia reconstrutiva e de retalho e Cirurgia orbital pós-traumática
- Tratamento de feridas cutâneas cervicais e faciais como: cobertura de fasceíte necrosante cervical, epidermólise bolhosa facial.
- Tratamento de defeitos da mucosa intra-oral como: Fibrose submucosa oral,
- Fístula oronasal e reconstrução da mucosa nasal e cirurgia da fenda palatina
- Cirurgia da ATM como material de interposição na artroplastia da ATM.

(Kesting et al.,2014)

Referências

- Aaboe, M., Pinholt, E.M. e Hjorting-Hansen, E. 1995. Cicatrização de defeitos criados experimentalmente: uma revisão. British Journal of Oral and Maxillofacial Surgery. 33,312-318.
- Alpar, B., Leyhausen, G., Gunay, H. e Geurtsen, W. 2000. Compatibilidade de membranas de regeneração de tecidos guiadas reabsorvíveis e não reabsorvíveis em culturas de fibroblastos primários do ligamento periodontal humano e células semelhantes a osteoblastos humanos. Investigações clínicas orais. 4,219-225.
- Altman, G.H., Diaz, F., Jakuba, C., Calabro, T., Horan, R.L., Chen, J., Lu, H., Richmond,J. e Kaplan, D.L. 2003. Biomateriais à base de seda. Biomaterials.24,401-416.
- Antoun, H., Sitbon, J.M., Martinez, H. e Missika, P. 2001. Um estudo prospetivo randomizado comparando duas técnicas de aumento ósseo: enxerto onlay isolado ou associado a uma membrana. Investigação clínica sobre implantes orais.12,632-639.
- Asikainen, A.J., Noponen, J., Lindqvist, C., Pelto, M., Kellomaki, M., Juuti, H., Pihlajamaki, H. e Suuronen, R. 2006. Membrana de policarbonato derivada de tirosina no tratamento de defeitos ósseos mandibulares. Um estudo experimental.Journal of The Royal Society Interface. 3,629-635.
- Barber, H.D., Lignelli, J., Smith, B.M. e Bartee, B.K. 2007. Utilização de uma membrana de PTFE densa sem fecho primário para obter regeneração óssea e tecidular. Jornal de Cirurgia Oral e Maxilofacial. 65,748-752.
- Bartee BK. 2001.Reconstrução do local de extração para preservação do rebordo alveolar. Parte 1: racionalidade e seleção de materiais.J.Oral Implantology.27,187-93.
- Bartee, B.K. 1995. A utilização da membrana de politetrafluoroetileno de alta densidade para tratar defeitos ósseos: relatórios clínicos. Implantodontia. 4,21-31.
- Bartee, B.K. 1998. Membrana de regeneração de tecidos guiada por politetrafluoroetileno. Compêndio, 19, 1256-1264.

- Becker, W., C. Dahlin, et al. 1994. A utilização de membranas de barreira de e-PTFE para promoção óssea à volta de implantes de titânio colocados em alvéolos de extração: Um estudo prospetivo multicêntrico. Int J Oral Maxillofacl Implants. 9,31-40.
- Bottino, M.C., Thomas, V., Schmidt, G., Vohra, Y.K., Chu, T.M.G., Kowolik, M.J. e Janowski, G.M. 2012. Avanços recentes no desenvolvimento de membranas GTR/GBR para regeneração periodontal - uma perspetiva de materiais. 28,703-721.
- Bunyaratavej, P. e Wang, H.L. 2001. Membranas de colagénio: uma revisão.Journal of periodontology,72, 215-229.
- Charles A. Babbush. 2011. Dental Implants the Art and Science (Implantes dentários, a arte e a ciência), 181-214, segunda edição. Elsevier.
- Cosyn, J. e De Bruyn, H. 2008. Regeneração óssea guiada: inquérito geral.Revue belge de medecine dentaire. 64, 160-172.
- De Santis, R., Russo, A., Gloria, A., D'Amora, U., Russo, T., Panseri, S., Sandri, M., Tampieri, A., Marcacci, M., Dediu, V.A. e Wilde, C.J. 2015. Para a conceção de andaimes magnéticos de poli (caprolactona) / hidroxiapatita dopada com ferro depositados em fibra 3D para regeneração óssea. Jornal de nanotecnologia biomédica, 11,1236-1246.
- Degidi, M., Scarano, A. e Piattelli, A. 2003. Regeneração da crista alveolar utilizando micromalha de titânio com osso autólogo e uma membrana reabsorvível. Jornal de Implantologia Oral, 29, 86-90.
- Dimitriou, R., Mataliotakis, G.I., Calori, G.M. e Giannoudis, P.V., 2012. O papel das membranas de barreira para a regeneração óssea guiada e a restauração de grandes defeitos ósseos: evidências experimentais e clínicas actuais. BMC medicine.10 ,81.
- Edward, S..2007.Atlas de Cirurgia Peridontal Cosmética e Reconstrutiva,173;Terceira edição, elsevier.
- Gassling, V., Purcz, N., Braesen, J.H., Will, M., Gierloff, M., Behrens, E., Afil, Y. e Wiltfang, J. 2013. Comparação de duas membranas absorvíveis diferentes para a cobertura de locais de osteotomia lateral no aumento do seio maxilar: um estudo preliminar. Jornal de Cirurgia Cranio-Maxilo-Facial.41, 76-82.
- Gentile, P., Chiono, V., **Tonda-Turo, C., Ferreira, A.M. e Ciardelli, G. 2011.** Membranas poliméricas para regeneração óssea guiada. Biotechnology Journal, 6, 1187-1197.
- Gielkens, P.F., Schortinghuis, J., De Jong, J.R., Raghoebar, G.M., Stegenga, B. e **Bos, R.R. 2008. Vivosorb®, Bio-Gide® e Gore-Tex® como** membranas **de barreira** em defeitos mandibulares de ratos: uma avaliação por **microradiografia e micro-CT. Investigação clínica sobre implantes orais, 19,** 516-521.
- Gogolewski, S., Pineda, L. e Busing, C.M. 2000. Regeneração óssea em defeitos segmentares com membranas poliméricas reabsorvíveis: IV. A composição química do polímero afecta o processo de cicatrização? Biomaterials,21,2513-2520.

- Hammerle, C.H. e Jung, R.E. 2003. Aumento ósseo por meio de membranas de barreira. Periodontologia 2000. 33,36-53.
- Hardwick,R.,Hayes,B.K. e Flynn, C. 1995. Dispositivos para regeneração dentoalveolar: uma revisão actualizada da literatura. Journal of periodontology.66, 495-505.
- Her, S., Kang, T. e Fien, M.J. 2012. Malha de titânio como alternativa a uma membrana para aumento do rebordo. Jornal de Cirurgia Oral e Maxilofacial.70, 803-810.
- Herten, M., Jung, R.E., Ferrari, D., Rothamel, D., Golubovic, V., Molenberg, A., Hammerle, C.H., Becker, J. e Schwarz, F. 2009. Biodegradação de diferentes hidrogéis sintéticos feitos de **modificações de hidrogel de polietilenoglicol/RGD-peptídeo: um estudo imunohistoquímico** em ratos. Clinical Oral Implants Research, 20,116-125.
- Hoffmann, O., Bartee, B.K., Beaumont, C., Kasaj, A., Deli, G. e Zafiropoulos, G.G. 2008. Preservação do osso alveolar em alvéolos de extração utilizando membranas de dPTFE não reabsorvíveis: um estudo retrospetivo não aleatório. Jornal de periodontologia, 79,1355-1369.
- Hung, S.L., Lin, Y.W., Chen, Y.T. e Ling, L.J. 2005. Fixação de células do ligamento periodontal em várias membranas GTR carregadas com antibióticos. International Journal of Periodontics & Restorative Dentistry, 25, 264-275.
- Hunter, K.T. e Ma, T. 2013. Avaliação in vitro da membrana composta de hidroxiapatita-quitosana-gelatina na regeneração guiada de tecidos. Jornal de Investigação de Materiais Biomédicos Parte A, 101,1016-1025.
- Jimbo, R., Marin, C., Witek, L., Suzuki, M., Tovar, N., Chesnoiu-Matei, I., Dragan, I.F. e Coelho, P.G. 2012. Avaliação morfométrica óssea em torno de implantes imediatamente colocados cobertos com membrana de pericárdio derivado de porcina: um estudo experimental em cães. Revista internacional de biomateriais.2012, 1-7.
- Jovanovic, S.A. e Nevins, M. 1995. Formação óssea utilizando membranas de barreira reforçadas com titânio. Jornal Internacional de Periodontia e Dentisteria Restauradora, 15, 56-69.
- Kaushiva, A., Turzhitsky, V.M., Backman, V. e Ameer, G.A. 2007. Uma membrana vascularizadora biodegradável: um estudo de viabilidade. Ata biomaterialia,3,631-642.
- Kawase, T., Kamiya, M., Kobayashi, M., Tanaka, T., Okuda, K., Wolff, L.F. e **Yoshie, H. 2015. A** técnica de **compressão de calor** para a conversão da **preparação de fibrina rica em plaquetas numa membrana de barreira com uma** taxa **reduzida** de biodegradação. Journal of Biomedical Materials Research Part B: Applied Biomaterials, 103,825-831.
- Kesting, M.R., Wolff, K.D., Nobis, C.P. e Rohleder, N.H., 2014. Membrana amniótica em cirurgia oral e maxilofacial. Cirurgia oral e maxilofacial, 18,153-164.
- Kim, J.Y., Yoon, J.J., Park, E.K., Kim, D.S., Kim, S.Y. e Cho, D.W. 2009. Avaliação da adesão e proliferação celular de andaimes biodegradáveis à base de SFF fabricados com um sistema de deposição de várias cabeças. Biofabricação,1, 1-7

- Kim, K.H., Jeong, L., Park, H.N., Shin, S.Y., Park, W.H., Lee, S.C., Kim, T.I., Park, Y.J., Seol, Y.J., Lee, Y.M. e Ku, Y. 2005. Biological efficacy of silk fibroin nanofiber membranes for guided bone regeneration (Eficácia biológica de membranas de nanofibras de fibra de seda para regeneração óssea guiada). Jornal de biotecnologia, 120,327-339.
- Kim, S., Nimni, M.E., Yang, Z. e Han, B. 2005. Filmes à base de quitosano/gelatina reticulados por proantocianidina. Journal of Biomedical Materials Research Part B: Applied Biomaterials, 75,442-450.
- Kolambkar, Y.M., Dupont, K.M., Boerckel, J.D., Huebsch, N., Mooney, D.J., Hutmacher, D.W. e Guldberg, R.E. 2011. Um sistema híbrido à base de alginato para a entrega de factores de crescimento na reparação funcional de grandes defeitos ósseos.Biomaterials, 32,65-74.
- Kozlovsky, A., Aboodi, G., Moses, O., Tal, H., Artzi, Z., Weinreb, M. e **Nemcovsky, C.E. 2009. Bio-degradação de uma** membrana **de colagénio reabsorvível (Bio-Gide®) aplicada numa técnica de dupla camada em ratos.** Investigação clínica sobre implantes orais, 20,1116-1123.
- Ku, Y., Shim, I.K., Lee, J.Y., Park, Y.J., Rhee, S.H., Nam, S.H., Park, J.B., Chung, C.P. **e Lee, S.J. 2009.** Membrana **multicamada de quitosano/poli (ácido L-lático)** para regeneração guiada de tecidos. Journal of Biomedical Materials Research Part A, 90,766-772.
- Lee, E.J., Shin, D.S., Kim, H.E., Kim, H.W., Koh, Y.H. e Jang, J.H. 2009. Membrana de xerogel híbrido de quitosana-sílica para regeneração óssea guiada. Biomaterials, 30,743-750.
- Liu, J. e Kerns, D.G. 2014. Mecanismos de regeneração óssea guiada: uma revisão. revista de odontologia aberta, 8, 56-65
- Luan, X., Dangaria, S., Ito, Y., Walker, C.G., Jin, T., Schmidt, M.K., Galang, M.T. e Druzinsky, R. 2009. Neural crest lineage segregation: a blueprint for periodontal regeneration (Segregação da linhagem da crista neural: um projeto para a regeneração periodontal). Jornal de Investigação Dentária, 88, 781-791.
- Machtei, E.E. 2001. O efeito da exposição da membrana no resultado de procedimentos regenerativos em humanos: uma meta-análise. Jornal de periodontologia, 72, 512-516.
- Mailhot, J.M., Sharawy, M.M., Galal, M., Oldham, A.M. e Russell, C.M. 1996. A polissulfona porosa revestida com fator de crescimento derivado de plaquetas-BB estimula a proliferação de fibroblastos do ligamento periodontal humano. Journal of periodontology, 67,981-985.
- Meinig, R.P. 2010. Utilização clínica de membranas poliméricas reabsorvíveis no tratamento de defeitos ósseos. Orthopedic Clinics of North America, 41,3947.
- Milella, E., Barra, G., Ramires, P.A., Leo, G., Aversa, P. e Romito, A. 2001. Membranas compósitas de **ácido poli (L-láctido)/alginato** para regeneração guiada de tecidos. Journal of biomedical materials research, 57, 248-257.
- Nair, L.S. e Laurencin, C.T. 2007. Biodegradable polymers as biomaterials. Progress in polymer science, 32,762-798.

- Nakahara, T., Nakamura, T., Kobayashi, E., Inoue, M., Shigeno, K., Tabata, Y.,Eto, K. e Shimizu, Y. 2003. Novel approach to regeneration of periodontal tissues based on in situ tissue engineering: effects of controlled release of basic fibroblast growth fator from a sandwich membrane. Tissue engineering, 9, 153-162.
- Nyman, S., Gottlow, J., Karring, T. e Lindhe, J. 1982. O potencial regenerativo do ligamento periodontal. Jornal de periodontologia clínica, 9, 257-265.
- Ostermann, P.A., Haase, N., Rubberdt, A., Wich, M. e Ekkernkamp, A. 2002. Tratamento de um defeito segmentar longo na junção meta-diafisária proximal da tíbia utilizando uma gaiola cilíndrica de malha de titânio. Journal of orthopaedic trauma, 16, 597-601.
- Park, Y.J., Ku, Y., Chung, C.P. e Lee, S.J. 1998. Libertação controlada do fator de crescimento derivado de plaquetas a partir de membranas porosas de poli (L-lactida) para regeneração guiada de tecidos. Journal of controlled release, 51, 201-211.
- Pitaru, S., Noff, M., Grosskopf, A., Moses, O., Tal, H. e Savion, N. 1991. O sulfato de heparano e a fibronectina melhoram a capacidade das barreiras de colagénio para evitar a migração apical do epitélio juncional. Jornal de periodontologia, 62,598-601.
- Pitaru, S., Tal, H., Soldinger, M. e Noff, M. 1989. As membranas de colagénio previnem a migração apical do epitélio e suportam a fixação de novo tecido conjuntivo durante a cicatrização de feridas periodontais em cães. Journal of periodontal research, 24, 247-253.
- Raja, S., Byakod, G. e Pudakalkatti, P. 2009. Factores de crescimento na regeneração periodontal. Revista internacional de higiene dentária, 7,82-89.
- Rakhmatia, Y.D., Ayukawa, Y., Furuhashi, A. e Koyano, K., 2013. Membranas de barreira actuais: malha de titânio e outras membranas para regeneração óssea guiada em aplicações dentárias. Jornal de investigação em prótese dentária, 57,3-14.
- Raymond J. Fonseca .2009. cirurgia oral e maxilofacial, volume I;431,segunda edição, Elsevier
- Rispoli L, Fontana F, Beretta M, Poggio CE, Maiorana C. Directrizes cirúrgicas de 2015 para membranas de barreira na regeneração óssea guiada (GBR). J Otolaryngol Rhinol 1:008
- Rothamel, D., Schwarz, F., Sculean, A., Herten, M., Scherbaum, W. e Becker, J. 2004. Biocompatibilidade de várias membranas de colagénio em culturas de **fibroblastos PDL humanos e células semelhantes a osteoblastos humanos.** Investigação **clínica** sobre implantes **orais,** 15,443-449.
- Schmidmaier, G., Baehr, K., Mohr, S., Kretschmar, M., Beck, S. e Wildemann, B. 2006. Membranas de polilactida biodegradáveis para cobertura de defeitos ósseos: teste de biocompatibilidade, avaliação radiológica e histológica num modelo de ovelha. Investigação clínica sobre implantes orais, 17,439-444.
- Schwarz, F., Rothamel, D., Herten, M., Wustefeld, M., Sager, M., Ferrari, D. e Becker, J. 2008. Caracterização imunohistoquímica da **regeneração** óssea guiada **num defeito do tipo**

deiscência utilizando diferentes membranas **de barreira**: um estudo experimental em cães. Investigação clínica sobre implantes orais, 19,402-415.

- Shi, R., Xue, J., Wang, H., Wang, R., Gong, M., Chen, D., Zhang, L. e Tian, W. 2015. Fabricação e avaliação de uma membrana híbrida homogênea de PCL-gelatina electrospun como uma barreira anti-adesão para craniectomia.Journal of Materials Chemistry B, 3,4063-4073.
- Simion, M., Fontana, F., Rasperini, G. e Maiorana, C., 2007. **Aumento** do rebordo vertical **com** membrana de **politetrafluoroetileno expandido** e uma combinação de enxerto ósseo autógeno intra-oral e osso bovino anorgânico desproteinizado (Bio Oss). Investigação clínica sobre implantes orais, 18, 620-629.
- Simion, M., Maglione, M., Iamoni, F., Scarano, A., Piattelli, A. e Salvato, A. 1997. Penetração bacteriana através da membrana reabsorvível Resolut® in vitro. Investigação clínica sobre implantes orais, 8, 23-31.
- Soheilifar, S., Soheilifar, S., Bidgoli, M. e Torkzaban, P., 2014. Membrana de barreira, um dispositivo para regeneração: Propriedades e Aplicações. Revista de Investigação Dentária de Avicena, 6;1-5
- Subramanian, S., Mitchell, A., Yu, W., Snyder, S., Uhrich, K. e O'Connor, J.P. 2015. Polímeros à base de ácido salicílico para regeneração óssea guiada usando proteína morfogenética óssea-2. Tissue Engineering Part A, 21,20132024.
- **Teng, S.H., Lee, EJ., Wang, P., Shin, D.S. e Kim, H.E. 2008.** Membranas de **três camadas** de colagénio/hidroxiapatite e quitosano para regeneração óssea guiada. Journal of Biomedical Materials Research Part B: Applied Biomaterials, 87,132-138.
- Thoma, D.S., Dard, M.M., Halg, G.A., Ramel, C.F., Hammerle, C.H. e Jung, R.E. 2012. Avaliação de um hidrogel sintético biodegradável utilizado como membrana de regeneração óssea guiada: um estudo experimental em cães. Investigação clínica sobre implantes orais, 23,160-168.
- Wang, H.L. e Carroll, W.J. 2000. Utilização de membranas de colagénio absorvíveis para regeneração de tecidos guiada, regeneração óssea guiada e para tratar a recessão gengival. Compêndio de formação contínua em medicina dentária (Jamesburg, NJ: 1995), 21,399-402.
- Wang, H.L. e Carroll, W.J. 2001. Regeneração óssea guiada utilizando enxertos ósseos e membranas de colagénio. Quintessence International, 32, 504-515.
- Wang, H.L. e MacNeil, R.L., 1998. Regeneração de tecidos guiada. Barreiras absorvíveis. Dental Clinics of North America, 42, 505-522.
- Wang, J., Wang, L., Zhou, Z., Lai, H., Xu, P., Liao, L. e Wei, J. 2016. Membranas de polímeros biodegradáveis aplicadas na regeneração guiada de ossos/tecidos: A review. Polymers, 8,115.
- Watzinger, F., Luksch, J., Millesi, W., Schopper, C., Neugebauer, J., Moser, D. e Ewers, R., 2000. Regeneração óssea guiada com membranas de titânio: um estudo clínico. British Journal of Oral and Maxillofacial Surgery, 38;312- 315.

- Wiltfang, J., Merten, H.A. e Peters, J.H. 1998. Estudo comparativo da regeneração óssea guiada utilizando membranas de barreira absorvíveis e permanentes: um relatório histológico. International Journal of Oral & Maxillofacial Implants, 13;416-421.
- Xu, C., Lei, C., Meng, L., Wang, C. e Song, Y. 2012. Chitosan como material de membrana de barreira na regeneração de tecidos periodontais. Journal of Biomedical Materials Research Part B: Applied Biomaterials, 100,14351443.
- Zhang, Y., Zhang, X., Shi, B. e Miron, R.J. 2013. Membranas para regeneração guiada de tecidos e ossos. Anais de Cirurgia Oral e Maxilofacial, 1,10.
- Zhao, X., Wu, Y., Du, Y., Chen, X., Lei, B., Xue, Y. e Ma, P.X. 2015. Um elastómero híbrido altamente bioativo e biodegradável de poli (sebacato de glicerol) - vidro de sílica com propriedades mecânicas adaptadas para a regeneração do tecido ósseo. Journal of Materials Chemistry B, 3,3222-3233.
- Zhou, H., Lawrence, J.G. e Bhaduri, S.B. 2012. Aspectos de fabrico de compósitos PLA- CaP/PLGA-CaP para aplicações ortopédicas: uma revisão. Ata biomaterialia, 8,1999-2016.
- Zwahlen, R.A., Cheung, L.K., Zheng, L.W., Chow, R.L., Li, T., Schuknecht, B., Gratz, K.W. e Weber, F.E. 2009. Comparação de dois sistemas de membranas reabsorvíveis na regeneração óssea após a remoção dos dentes do siso: um **estudo piloto clínico aleatório e controlado.** Investigação **clínica sobre implantes orais**, 20,1084-1091.

CAPÍTULO 3

Critérios essenciais para a membrana de barreira

Bases biológicas da regeneração óssea guiada

3.1 Critérios essenciais para a membrana de barreira

Para que um material de barreira funcione de forma óptima, tem de cumprir determinados critérios essenciais de conceção:

1. O material deve ser **biocompatível**: Não deve estimular o sistema imunitário ou produzir sensibilização que possa interferir com a cicatrização da ferida. **(Lindhe ,et al., 2009)**

2. Oclusão celular: Para inibir a migração de células indesejadas para o material, a membrana deve atuar como uma barreira. No entanto, a membrana de barreira permitiria a passagem de nutrientes e gases para o material de enxerto. Fig.(3-1). **(Lindhe ,et al., 2009)**

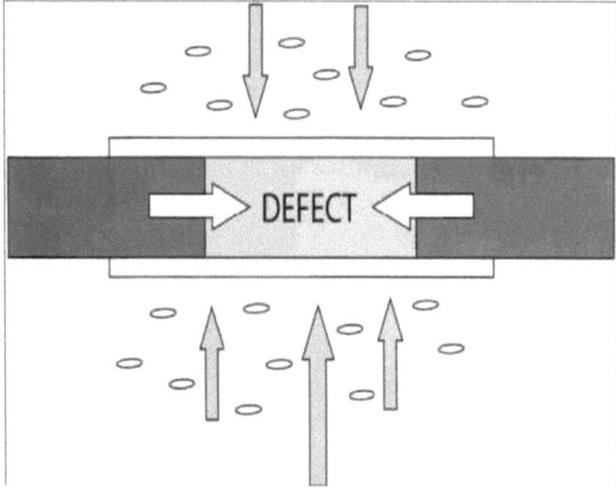

Fig.(3-1): Princípio da osteopromoção. (Hitti e Kerns, 2011)

3. Integração de tecidos: O objetivo da integração de tecidos é evitar o rápido crescimento epitelial na superfície exterior do material ou o encapsulamento do material, e proporcionar estabilidade ao retalho sobreposto. **(Lindhe ,et al., 2009)**

4. Criação de espaço: A membrana de barreira deve ter a **capacidade de "criar e** manter um **espaço"** adjacente à área do defeito é outra propriedade essencial. **(Lindhe ,et al., 2009)**

5. Maneabilidade clínica: A membrana deve ter um desenho que seja "fácil de aparar e **ajustar ao local pretendido". A facilidade de manipulação pode afetar a previsibilidade** do resultado clínico. É importante que a membrana seja cortada de modo a estender-se 2 a 3 mm para além das margens do defeito em todas as direcções. Os cantos da membrana também devem ser arredondados para evitar a perfuração inadvertida do retalho, fig. (3-2). **(Lindhe ,et al., 2009)**

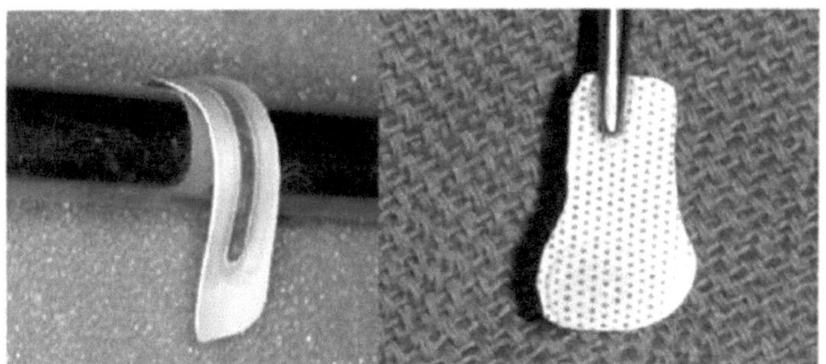

Fig.(3-2): Capacidade de gestão clínica (Charles A. 2011)

6. **Resistência mecânica:** propriedades físicas adequadas para permitir e proteger o processo de cicatrização, para proteção do coágulo sanguíneo subjacente **(Zhang, et al., 2013)**

7. **Degradabilidade:** tempo de degradação adequado que corresponda à taxa de regeneração do tecido ósseo para evitar um procedimento cirúrgico secundário para remover a membrana. **(Zhang, et al., 2013)**

8. **Exclusão de células:** Na ROG, a membrana de barreira é utilizada para impedir que os fibroblastos gengivais e/ou as células epiteliais acedam ao local da ferida e formem tecido conjuntivo fibroso. **(Wang e Carroll, 2001)**

9. **Andaime:** o espaço da tenda é inicialmente ocupado por um coágulo de fibrina, que serve de andaime para o crescimento de células progenitoras. Na ROG, as células são provenientes do osso adjacente ou da medula óssea. **(Wang e Carroll ,2001)**

10. **Estabilização**: A membrana deve proteger o coágulo de ser perturbado pelo movimento do retalho sobrejacente durante a cicatrização. Por conseguinte, é frequentemente, mas não sempre, fixada em posição com suturas, mini-parafusos ósseos ou tachas ósseas. Por vezes, os bordos da membrana são simplesmente colocados por baixo das margens dos retalhos no momento do encerramento, proporcionando estabilização, fig. (3-3). **(Wang e Carroll ,2001)**

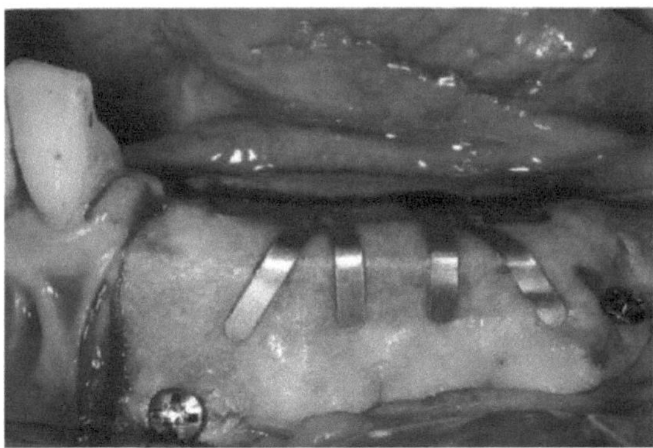

Fig.(3-3): estabilização da membrana (Rispoli , et al.,2015)

11. Estrutura: quando necessário, como em defeitos que não mantêm o espaço, como deiscências ou fenestrações, a membrana deve ser suportada para evitar o colapso. **(Wang e Carroll ,2001)**

12. O tamanho dos poros da membrana de barreira é muito importante para evitar a penetração excessiva de tecido fibroso no defeito ósseo (crescimento de tecido mole), mas para permitir a neovascularização e a formação óssea. São necessários poros com mais de 100 μm para a rápida penetração de tecido conjuntivo altamente vascularizado. Um tamanho de poro de 50 a 100 μm permite o crescimento ósseo, mas um tamanho superior a 150 μm é necessário para a formação de osteões. **(Pineda, et al., 1996)**

3.2 Bases biológicas da regeneração óssea guiada (ROG)

A regeneração óssea com membranas centrou-se em três princípios biológicos principais: **(Rispoli,et al.2015)**

1. Oclusividade das células

É necessária uma barreira física para impedir a proliferação de células de tecidos moles concorrentes da mucosa para os defeitos. A oclusividade está, por conseguinte, intimamente ligada à porosidade da membrana; um tamanho de poro maior permitirá que as células de crescimento mais rápido superpovoem o defeito e inibam a infiltração e a atividade das células formadoras de osso. Um tamanho de poro grande diminuirá a área de superfície resultante do material, o que poderá limitar a adesão inicial das células à membrana. Por outro lado, a migração das células é limitada se os poros forem demasiado pequenos, o que aumenta a deposição de colagénio, a formação de tecido avascular e a infiltração, uma vez que são inadequados para a penetração dos capilares.

2. Estabilização da ferida

A integração dos tecidos estabiliza o processo de cicatrização da ferida através da diferenciação do coágulo sanguíneo e impede a integração do tecido conjuntivo no defeito.

3. Criação e manutenção de espaços

É necessária uma estabilidade adequada da rigidez da membrana para evitar o colapso no interior do defeito em fases críticas do processo de cicatrização, permitindo a diferenciação dos tecidos através da formação óssea direta ou por aposição. Observou-se que a formação óssea é melhorada quando a membrana reabsorvível está firmemente ligada e imobilizada à superfície óssea.

Referências

- Lindhe J, Lang NP, Karring T. 2009 , Clinical Periodontology and Implant Dentistry, 928 , quinta edição, Wiley-Blackwell.
- Pineda, L.M., Busing, M., Meinig, R.P. e Gogolewski, S. 1996. Regeneração óssea com membranas poliméricas reabsorvíveis. III. Efeito da **dimensão dos poros da membrana de poli (L-lactida) no** processo de cicatrização óssea em grandes defeitos.Journal of Biomedical Materials Research Part A, 31,385-394.

- Rispoli L, Fontana F, Beretta M, Poggio CE, Maiorana C. Directrizes cirúrgicas de 2015 para membranas de barreira na regeneração óssea guiada (GBR). J Otolaryngol Rhinol 1:008
- Wang, H.L. e Carroll, W.J. 2001. Regeneração óssea guiada utilizando enxertos ósseos e membranas de colagénio. Quintessence International, 32, 504-515.
- Zhang, Y., Zhang, X., Shi, B. e Miron, R.J. 2013. Membranas para regeneração guiada de tecidos e ossos. Anais de Cirurgia Oral e Maxilofacial, 1,10.

CAPÍTULO 4

Aplicações clínicas da membrana de barreira

Técnica cirúrgica e complicações da ROG

4.1 Aplicações clínicas da membrana de barreira

A membrana de barreira pode ser utilizada numa variedade de situações clínicas:

1. **A regeneração tecidular guiada (RTG)** foi introduzida na regeneração dos tecidos periodontais para impedir a migração de células do tecido conjuntivo gengival e do epitélio para o defeito periodontal, e tem sido adoptada no tratamento de lesões periodontais para gerar novos anexos, fig. (4-1). **(Villar e Cochran 2010)**

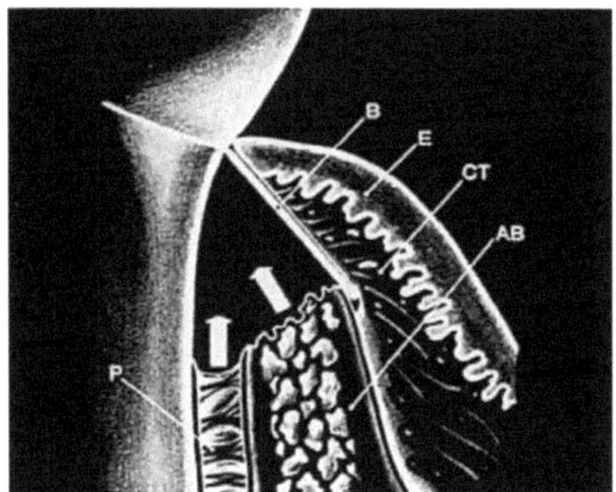

Fig.(4-1): **Regeneração de tecidos guiada** (Charles A.,2011)

2. **A regeneração óssea guiada (ROG)** é um procedimento cirúrgico que utiliza membranas de barreira com ou sem enxertos ósseos particulados e/ou substitutos ósseos.

Existem duas abordagens de ROG na terapia com implantes: A ROG na colocação do implante (abordagem simultânea), fig. (4-2), e a ROG antes da colocação do implante para aumentar o rebordo alveolar ou melhorar a morfologia do rebordo (abordagem faseada). **(Becker,1990)**

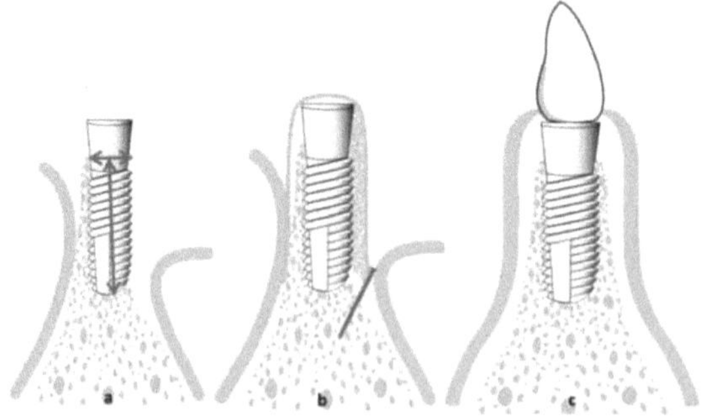

Fig. (4-2): regeneração óssea guiada: (Rakhmatia, et al., 2013)

3. Fenestrações

As fenestrações de implantes são as condições clínicas que ocorrem quando a superfície média ou apical (vestibular ou lingual) do implante fica exposta. É uma consequência típica da colocação de implantes que correspondem a uma concavidade do rebordo alveolar na porção mais apical, ou a defeitos residuais após a extração de granulomas ou quistos ou nos casos em que, por razões protéticas, a posição do implante segue um ângulo diferente do rebordo, fig. (4-3). **(Hurzeler,et al.,1996)**

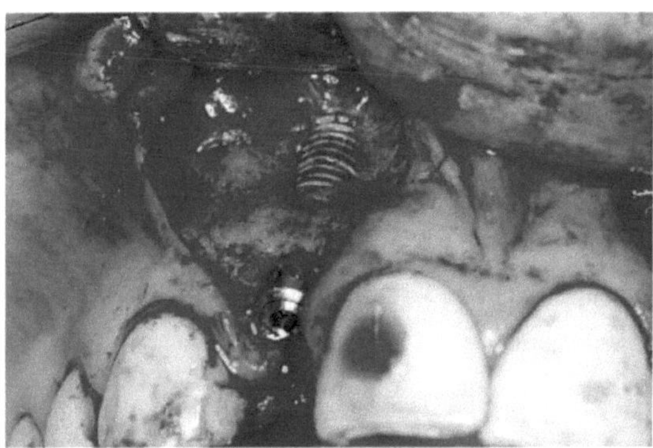

Fig.(4-3): **Fenestrações** (Michael S. Block.,2015)

4. Deiscências

As deiscências de implantes são condições clínicas que ocorrem quando uma parte do implante (incluindo também a porção coronal) fica exposta do rebordo ósseo. São frequentemente observadas em casos de rebordos alveolares minúsculos, ou no caso de implantes pós-extração sem osso cortical vestibular ou lingual. A deiscência pode ser simples, quando interessa uma pequena porção dos implantes (vestibular ou palatina), ou, conforme a classificação dos defeitos ósseos periodontais, em 1, 2, 3 ou 4 paredes de deiscência, fig. (4-4).

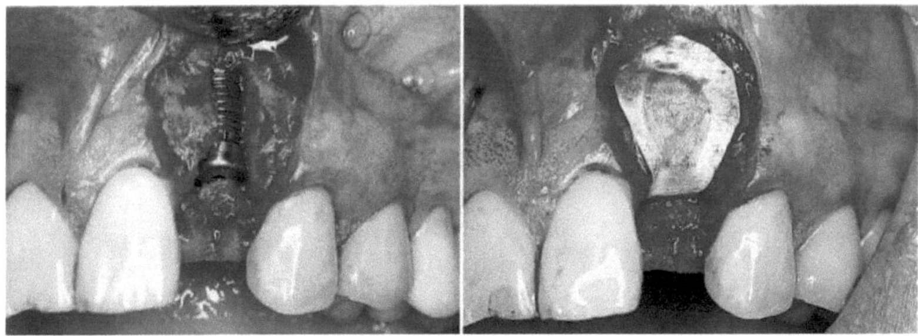

Fig.(4-4): **Deiscências** (Micheal G. Newman.,2015)

- **Deiscência simples:** o tamanho da deiscência no eixo vestibular-palatino é limitado a < 2 mm. Se não for tratada, leva a uma redução da integração do implante e promove a inflamação dos tecidos moles peri-implantares. O plano de tratamento consiste na utilização de uma membrana reabsorvível em associação com algumas lascas de osso autógeno ou substituto ósseo.

- **1 deiscência da parede:** ocorre quando mais de metade do diâmetro do implante (> 2 mm) é exposto ao longo do eixo vestibular-palatino. Não é um defeito contenitivo, pelo que requer a utilização de uma membrana para manter um espaço para as células osteoprogenitoras. A membrana de Tr-PTFE associada a um enxerto ósseo é a opção de escolha, necessária nestes casos, actuando como um suporte para a osteocondução e como fonte de substâncias osteogénicas e osteoindutoras para a formação de osso lamelar.

Deiscência de 2, 3 ou 4 paredes: são agrupadas na mesma condição clínica em que pelo menos duas paredes estão presentes no implante exposto. Estes defeitos são normalmente contentivos e suportam bem o enxerto ósseo com a membrana. A escolha do plano de tratamento vira-se, portanto, para a utilização clínica de uma membrana reabsorvível em combinação com um enxerto ósseo particulado. **(Chiapasco e Zaniboni ,2009)**

5. Defeitos horizontais

Os defeitos horizontais são planos e grandes e a membrana, se não for devidamente apoiada, tende a colapsar contra a placa vestibular do rebordo alveolar edêntulo. A estabilidade estrutural da membrana optimiza o potencial de cicatrização, criando um espaço para a estabilização do coágulo sanguíneo e para o crescimento e suporte do tecido durante a regeneração óssea. A técnica cirúrgica necessária requer a utilização de uma **barreira com elevada capacidade de "criação de espaço" e estabilidade e, por conseguinte, uma** membrana reforçada com **titânio** (Tr-PTFE). A estrutura de titânio destes dispositivos pode ser dobrada de forma a adaptar a membrana ao local recetor, definindo o tamanho e a morfologia da regeneração óssea. Tem sido sugerido o uso de enxerto ósseo adicional, em associação, para aumentar o potencial regenerativo da ROG, bem como a utilização de parafusos de fixação de suporte para manter a estabilidade da membrana. É necessário um tempo de cicatrização do enxerto de cerca de 6-9 meses antes da inserção dos implantes, fig. (4-5).**(Rispoli et al.,2015)**

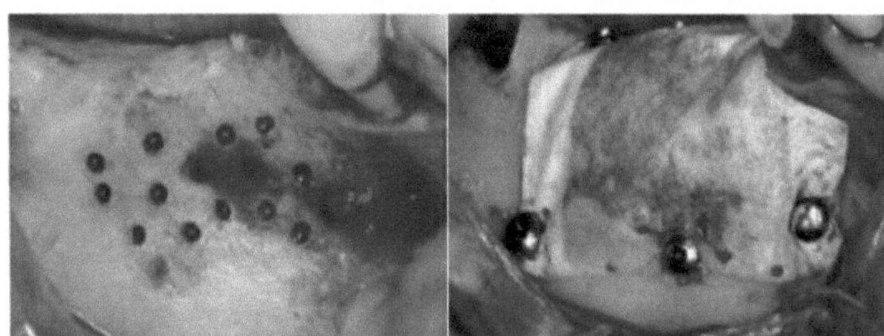

Fig.(4-5): **Defeitos horizontais** (Michael G. Newman.2015)

6. Defeitos verticais

A deficiência vertical do rebordo constitui uma das situações clínicas mais difíceis para uma colocação ideal do implante devido à presença de estruturas anatómicas residuais adjacentes, como o nervo alveolar inferior e o seio maxilar. Este défice cria também dificuldades, especialmente na área estética, onde a angulação correcta do implante **e a gestão dos tecidos duros e moles são** requisitos **obrigatórios do plano de tratamento**.

Na última década, a regeneração do rebordo vertical com membranas de barreira de Tr-PTFE associadas a um enxerto ósseo demonstrou ser um procedimento eficaz e previsível. O osso autólogo é o material preferido para o enxerto isolado ou uma mistura de osso autólogo e osso heterólogo numa proporção de 1: 1.

Os implantes podem ser colocados no mesmo tempo cirúrgico do aumento do rebordo vertical se houver pelo menos 4-6 mm residuais para estabilização dos implantes (abordagem numa fase), caso contrário são colocados 6-9 meses após o procedimento de regeneração (abordagem faseada), fig. (4-6). **(Fontana , et al., 2008)**

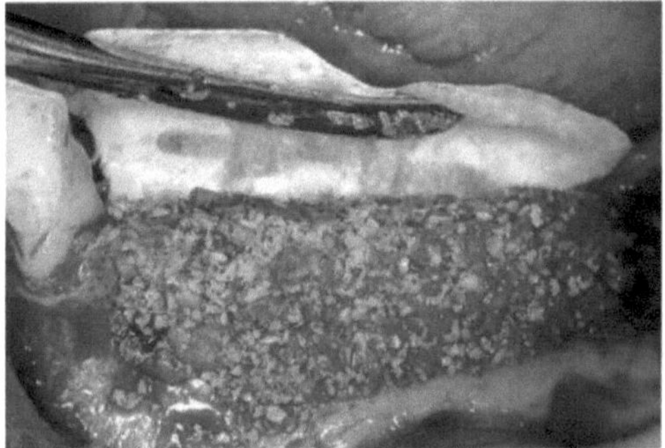

Fig.(4-6): **Defeitos verticais** (Rispoli et al.,2015)

7. Preservação do rebordo alveolar/bolsa

Os procedimentos de preservação do rebordo alveolar/bolsa visam minimizar a quantidade de alterações horizontais e verticais do rebordo após a extração dentária. Assim, os principais objectivos da preservação do rebordo/bolsa são a manutenção dos tecidos moles e duros existentes para otimizar os resultados funcionais e estéticos e também a simplificação de procedimentos subsequentes, como a colocação de implantes, eliminando ou minimizando a necessidade de aumento ósseo posterior. **(Simion, et al., 2007)**

Existem diferentes procedimentos descritos na literatura que têm como objetivo a preservação do rebordo alveolar e da cavidade. Estes procedimentos vão desde a utilização de uma membrana (para ROG) isoladamente, enxerto ósseo isoladamente, ou a utilização de um material de enxerto ósseo em conjunto com uma membrana, fig. (4-7). **(Vignoletti,et al.,2012.)**

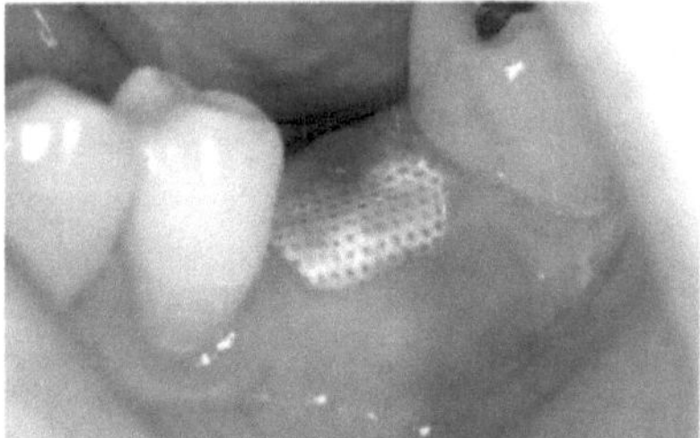

Fig.(4-7): **Preservação do rebordo alveolar/bolsa** (Charles A. 2011)

8. Enxerto do seio lateral

A barreira de membrana é usada para cobrir o local da osteotomia, estendendo-se 2-3 mm para além dos seus limites, promovendo a hemostase e evitando a rutura do enxerto no momento da sutura. **(Camargo, et al.,2004.)**

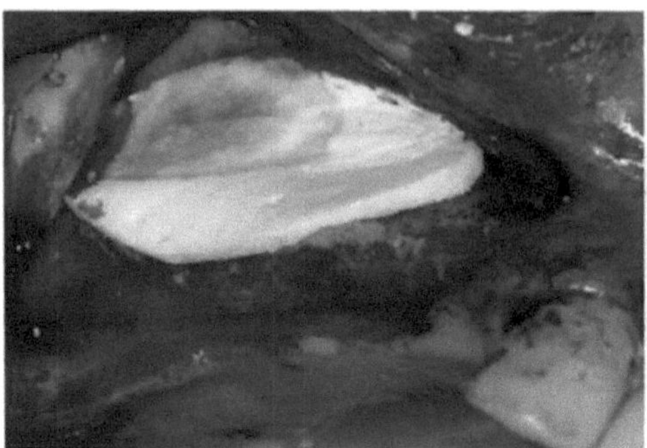

Fig.(4-8): **Enxerto de seio lateral:** (Ronald Younes,2015)

4.2 Técnica cirúrgica da ROG

O procedimento de ROG é tecnicamente exigente e requer um excelente conhecimento da técnica cirúrgica. A seguinte descrição pormenorizada da técnica de ROG utilizando membranas não reabsorvíveis é igualmente explicativa para as membranas reabsorvíveis. **(Rispoli, et al.,2015)**

4.2.1 Seleção e preparação dos doentes

Os doentes candidatos a ROG devem apresentar uma excelente higiene oral, a doença periodontal deve estar controlada e a dentição deve estar num estado de saúde ótimo, uma vez que a infeção é o fator de risco mais significativo e a presença de infeção ativa no local do enxerto, caracterizada por dor, eritema, inchaço ou drenagem purulenta, constitui uma contraindicação à terapia regenerativa.O tabagismo, o tabaco, o consumo excessivo de álcool, doenças sistémicas não controladas, como a diabetes mellitus, ou qualquer outra condição tipicamente associada a uma má cicatrização de feridas aumentam a incidência de complicações. **(Raymond J. 2009)**

Na fase pré-operatória, deve ser considerado o tipo de prótese a ser utilizada durante o período de cicatrização após os procedimentos de ROG. O uso de próteses suportadas por tecidos moles deve ser evitado em favor de próteses suportadas por dentes, para prevenir forças compressivas que podem resultar numa redução do volume do enxerto, deiscência ou outras complicações na cicatrização da ferida. Se o seu uso for inevitável, deve permanecer fora da oclusão funcional e ser removido da boca, tanto quanto possível, durante as primeiras 3 semanas. É prudente que o cirurgião alivie generosamente a superfície do tecido da prótese acrílica no momento da cirurgia para garantir que não há contacto com a linha de incisão ou com o tecido mole que cobre a membrana GBR. **(Raymond J., 2009)**

4.2.2 Tratamento medicamentoso

Os regimes antibióticos recomendavam a ingestão de amoxicilina 750 mg + ácido clavulânico 250 mg PO ou Clindamicina 600 mg PO, 2-3 vezes por dia, começando 1 dia antes da cirurgia e continuando durante 6-7 dias. O protocolo de medicação inclui 1 comprimido oral de cetoprofeno 50 mg 1 hora antes da cirurgia e 1 infiltração de dexametasona 4 mg após a realização da anestesia loco-regional. Poucos dias antes da cirurgia, é prescrita uma sessão de higiene oral e bochechos com clorexidina a 0,2% 12 horas antes da cirurgia e depois duas vezes por dia até ao encerramento dos tecidos moles (2 semanas). **(Rispoli, et al.,2015)**

Nos casos em que ocorre a exposição da membrana, deve ser efectuada a aplicação local de clorexidina até à remoção da membrana. Os pacientes devem ser instruídos especificamente para manter estas áreas limpas e livres de placa bacteriana e detritos. **(Raymond J. 2009)**

4.2.3 Design da aba

A conservação do fornecimento de sangue ao retalho sobreposto a uma membrana de ROG é de extrema importância para manter os tecidos moles viáveis e saudáveis e minimizar as complicações. **(Raymond J., 2009)**

A cirurgia começa com uma incisão de espessura total no tecido queratinizado da crista edêntula. O retalho bucal é então completado com duas incisões verticais na extremidade mesial e distal da incisão da crista, estas incisões verticais são efectuadas a pelo menos uma largura de dente (5 a 10 mm) do local da margem da membrana prevista, fig. 4-9. **(Raymond J., 2009)**

Os acessos dos retalhos bucal e palatino/lingual são levantados para obter uma visão direta do defeito. O retalho bucal é então libertado por incisão periosteal da incisão libertadora mesial para a distal, permitindo o deslizamento do retalho vários milímetros em direção coronal para realizar, no final da cirurgia, uma sutura sem tensão, um pré-requisito essencial para o sucesso do procedimento. Se o procedimento for realizado na parte inferior, deve ter-se especial cuidado para evitar qualquer dano ao nervo mental e ao plexo vascular do pavimento da boca. O retalho palatino nunca é libertado, enquanto o retalho lingual é mobilizado e refletido para além da inserção milo-hioideia do omo-hioideu, de modo a permitir o avanço coronal do retalho, fig. (4-10). Também se deve ter cuidado para evitar traumas e perfurações nos tecidos moles que possam levar à exposição da membrana durante o período de cicatrização. **(Rispoli, et al.,2015)**

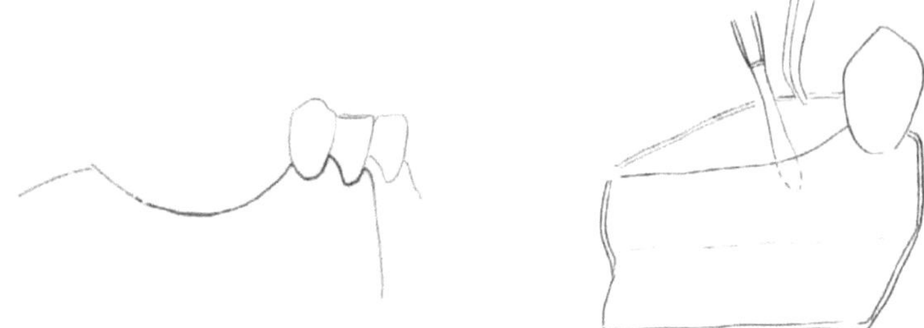

Fig. (4-9): desenho do retalho de espessura total. (Rispoli, et al.,2015)

Fig.(4-10): incisão de libertação lingual para além do milo-hióideo (Rispoli, et al.,2015)

4.2.4 Desbridamento

Após a reflexão do retalho, deve ser efectuado um desbridamento meticuloso de todos os tecidos moles no interior e adjacentes ao defeito com curetagem afiada ou cirurgia piezoeléctrica. Nos alvéolos de extração, deve ser utilizada uma cureta afiada para remover todos os restos do ligamento periodontal. O ápice do alvéolo deve ser cuidadosamente explorado e qualquer tecido mole periapical residual deve ser cuidadosamente removido. O osso circundante deve estar liso, nivelado e sem projecções que possam interferir com a adaptação da membrana. **(Raymond J., 2009)**

4.2.5 Decorticação

Acredita-se que o acesso ao compartimento endosteal tem o potencial de melhorar a regeneração óssea porque o espaço medular é uma fonte de células osteoprogenitoras e um fornecimento de sangue para uma regeneração óssea bem sucedida. Isto pode ser conseguido através da perfuração do osso cortical antes da colocação de um enxerto ósseo para abrir a cavidade da medula e estimular a hemorragia na área do defeito utilizando uma broca redonda de baixa velocidade e irrigação abundante, fig. (4-11). **(Raymond J., 2009)**

A justificação pode incluir: **(Liu e Kerns 2014)**

(1) para melhorar o processo de cicatrização, promovendo a hemorragia e a formação de coágulos sanguíneos. (2) para permitir que as células progenitoras e os vasos sanguíneos cheguem ao local do enxerto ósseo, o que facilita a angiogénese.

(3) para melhorar o bloqueio mecânico do osso enxertado e do local recetor. No entanto, a penetração da medula óssea também pode ter alguns efeitos negativos: perda adicional de sangue, dor pós-operatória potencialmente maior, aumento da perda óssea e aumento do tempo operatório.

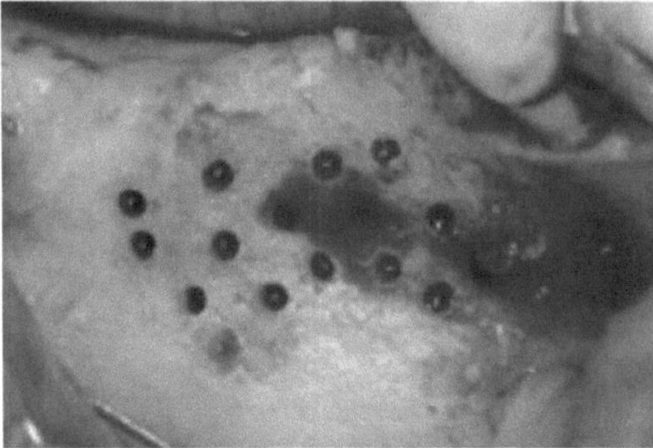

Fig (4-11): Decorticação (Michael G.2015)

4.2.6 Seleção de membranas (Raymond J.,2009)

As membranas bio-reabsorvíveis foram desenvolvidas para evitar um segundo procedimento cirúrgico para a remoção da membrana, o que justifica o uso continuado de barreiras não-reabsorvíveis que estão indicadas nestas condições importantes:

- Em primeiro lugar, as barreiras não reabsorvíveis são indicadas em defeitos de grandes dimensões e que não criam espaço, sendo altamente desejável a utilização de membranas reforçadas com titânio.

- Em segundo lugar, nos casos em que o encerramento primário é difícil e existe um risco elevado de abertura da linha de incisão, a utilização de uma membrana de dPTFE pode ser aconselhável.
- Em terceiro lugar, numa técnica aberta com uma membrana de alta densidade para deixar os tecidos moles na sua posição nativa quando o encerramento primário pode ser indesejável.

4.2.7 Corte de membranas

A membrana deve ser moldada e aparada para se adaptar ao rebordo alveolar residual e a um volume pré-determinado a ser aumentado. Para minimizar a contaminação da membrana durante o corte e o manuseamento, devem ser utilizadas luvas sem talco e pode ser utilizado um modelo feito de folha de alumínio estéril ou de película cirúrgica para determinar o contorno final. Esta informação é depois transferida para a membrana efectiva. Devem ser eliminados os cantos afiados ou as arestas desgastadas da membrana, uma vez que tal pode provocar irritação ou perfuração do tecido mole sobrejacente. **(Raymond J. Fonseca .,2009)**

4.2.8 Posicionamento da membrana

A membrana deve cobrir completamente e estender-se 3 mm a 4 mm para além das margens do defeito. Quando se coloca uma membrana adjacente a dentes naturais ou entre raízes dentárias naturais, a membrana deve ser aparada de modo a não ficar a menos de 1,0 mm das raízes dentárias adjacentes, para evitar a descamação do retalho, a perda da papila interdentária e a percolação de fluidos orais por baixo da membrana, o que pode levar a infecções.

Se for necessária a colocação de duas membranas, estas não devem sobrepor-se numa área que possa ficar posteriormente exposta à cavidade oral, tal como junto à crista do rebordo. **(Raymond J., 2009)**

4.2.9 Estabilizador de membranas

Uma vez que a membrana tenha sido cortada e esteja no lugar, o cirurgião deve reposicionar os retalhos de tecido mole para garantir que a membrana esteja estável e que não ocorram rugas ou dobras durante o fechamento. As membranas que são macias e compatíveis com os tecidos moles sobrejacentes podem ser estabilizadas adequadamente **colocando** a membrana subperiostealmente sob os retalhos, alcançando estabilidade através do crescimento ou fixação de células. Os materiais mais rígidos, que por vezes são necessários em determinados casos, requerem estabilização com **tachas**, **parafusos** ou **suturas** para evitar o micromovimento. **(Raymond J. 2009) . O implante dentário** (utilizado frequentemente como parte da ROG vertical) pode ser utilizado para a fixação da membrana, fig. 4-12. **(Debby H. e Michael S. 2012)**

A membrana é primeiramente fixada à placa lingual ou palatina através de mini-parafusos de fixação na parte inferior e/ou tachas na parte superior. Um enxerto ósseo particulado é compactado no defeito ósseo e, em seguida, coberto com a membrana suavemente puxada para vestibular sobre o enxerto e adaptada com os mesmos dispositivos de fixação nos ângulos da linha vestibular mesial e distal para obter uma adaptação ideal do retalho, fig. (4-13). **(Rispoli, et al.,2015)**

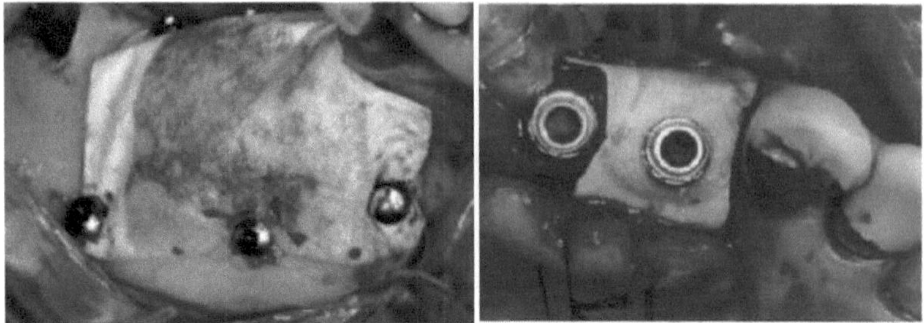

Fig. (4-13): Membrana de barreira fixada com parafusos de fixação. (Michael G.,2015)

Fig. (4-12): fixação por implante dentário (Edward, S., 2007)

4.2.10 Criação de espaço

Deve-se considerar a criação e manutenção de espaço suficiente sob a membrana para que ocorra a regeneração óssea. A tendência para o colapso da membrana está relacionada tanto com a morfologia do defeito ósseo como com a rigidez inerente da membrana. Os defeitos intra-ósseos estreitos com três ou quatro paredes adjacentes apresentam menos risco de colapso da membrana do que os defeitos largos com apenas duas ou três paredes.

O método mais comum de fornecer suporte e estabilidade adicionais à membrana é a adição de materiais de enxerto ósseo em partículas reabsorvíveis sob a membrana. Outros métodos incluem a utilização de parafusos de fixação, fig. (4-13), ou malha perfurada para além de uma membrana de ROG. **(Raymond J., 2009)**

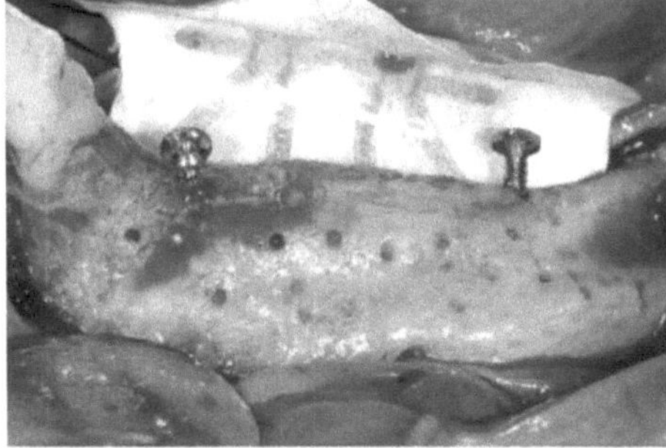

Fig. (4-14): Os parafusos de tendão são posicionados para regeneração vertical (Rispoli, et al., 2015).

4.2.11 Sutura

Uma técnica de sutura correcta é essencial para uma cirurgia de ROG bem sucedida. Em primeiro lugar, é obrigatória uma passivação e libertação suficientes dos retalhos. Devem sobrepor-se uns aos outros em, pelo menos, 10 mm e ultrapassar a área enxertada em, pelo menos, 5-6 mm para uma sutura de tensão livre. **(Rispoli, et al.,2015)**

A sutura consiste em duas suturas diferentes: uma sutura horizontal interna em colchão para assegurar a correcta aposição dos retalhos (as superfícies do tecido conjuntivo ficam viradas uma para a outra pelo menos 3 mm) e suturas simples interrompidas entre as suturas horizontais em colchão para as incisões verticais, fig. (4-14). Recomenda-se a utilização de uma sutura monofilamentar absorvível de e-PTFE. **(Rispoli, et al.,2015)**

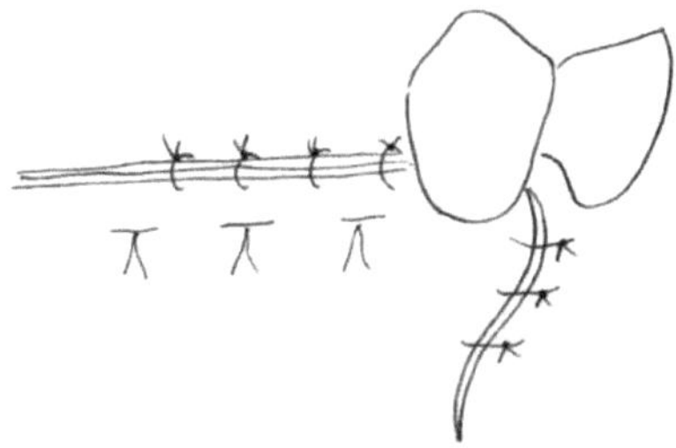

Fig.(4-15): Técnica de sutura. (Rispoli, et al.,2015)

- **Procedimentos que requerem fecho primário**

As membranas de E-PTFE e de colagénio requerem um encerramento primário devido à microestrutura da superfície aberta e ao risco de infeção e de falha do enxerto quando expostas. **(Raymond J., 2009)**

Para conseguir o encerramento primário, podem ser utilizadas incisões verticais, se colocadas à distância da posição da membrana, e incisões horizontais de libertação periosteal feitas na base do retalho, seguidas de libertação de tecido através de dissecção romba, para garantir um encerramento primário sem tensão. **(Raymond J. 2009)**

- **Procedimentos que não requerem encerramento primário**

O dPTFE e algumas membranas de colagénio de alta densidade têm sido utilizados com sucesso sem encerramento primário intencional, numa técnica denominada aberta. **Nesta técnica,** a **membrana pode ser vista como um "segundo retalho" para** cobrir locais de extração, quer para colocação imediata de implantes, quer para procedimentos de preservação do rebordo.

Esta abordagem pode ser vantajosa, particularmente em locais de extração anteriores, onde é desejável uma rutura mínima da arquitetura do tecido mole. Uma vez que o encerramento primário não é necessário, as incisões verticais podem ser evitadas e a junção mucogengival é deixada na sua posição original. **(Raymond J.2009)**

É imperativo que não sejam deixadas partículas de enxerto soltas entre o retalho e a membrana; caso contrário, pode ocorrer um canal para a migração de fluidos orais e bactérias sob o retalho. A melhor forma de o conseguir é através de irrigação e sucção abundantes, seguidas de inspeção com ampliação. **(Raymond J., 2009)**

4.2.12 Remoção da membrana

A membrana deve permanecer no local e submersa durante, pelo menos, 6-9 meses. Após esse período, a membrana não reabsorvível pode ser removida para inserir implantes (abordagem faseada) ou pilares de cicatrização (abordagem numa fase) através de uma pequena incisão na crista e 1 ou 2 incisões verticais. **(Rispoli, et al.,2015)**

4.3 complicações na regeneração óssea guiada

A utilização de uma membrana protetora é um procedimento sensível à técnica e não está isento de complicações. As complicações podem ser classificadas como cicatrizantes ou cirúrgicas. **(Fontana,et al.,2011)**

Complicações em procedimentos de ROG com membranas não reabsorvíveis

1) Complicações da cicatrização: **(Fontana,et al.,2011)**

- exposição e infeção da membrana:
- classe I: pequena exposição da membrana (<3 mm) sem exsudação purulenta
- classe II: grande exposição da membrana (>3 mm) sem exsudação purulenta
- classe III: exposição da membrana com exsudação purulenta
- classe IV: formação de abcesso sem exposição da membrana

2) Complicações cirúrgicas: **(Fontana, et al. 2011)**

- A: Danos nos flaps
- B: Complicações neurológicas
- C: Complicações vasculares

Prevenção de complicações

As técnicas cirúrgicas correctas, combinadas com a competência técnica do cirurgião, são essenciais para um resultado bem sucedido e previsível. **(Fontana,et al.,2011)**

- **Exposição e infeção da membrana (Fontana, et al., 2011)**

Várias situações clínicas diferentes foram identificadas como possíveis factores na etiologia desta situação clínica:

- cicatrização insuficiente dos tecidos moles após a extração de dentes
- conceção incorrecta da aba
- libertação insuficiente da tampa
- sutura sob tensão
- compressão da prótese provisória removível.

- **Tratamento clínico de cada classe (Fontana,et al.,2011)**

O tratamento de uma exposição prematura da membrana depende da presença ou ausência de um exsudado purulento e da extensão da deiscência dos tecidos moles.

Classe I

É obrigatório concentrar-se no regime de higiene que consiste na aplicação tópica de gel de clorexidina a 0,2% duas vezes por dia para reduzir a formação de placa bacteriana e no acompanhamento semanal do doente. **(Fontana,et al.,2011)**

Nalgumas situações clínicas, uma pequena fenestração de tecido mole também pode ser tratada removendo a porção exposta da membrana e fechando a deiscência com um enxerto de tecido conjuntivo ou suturando o tecido deiscente. **(Fontana, et al., 2011)**

Classe II

Apesar da ausência de infeção aguda, a membrana deve ser removida imediatamente para evitar qualquer interferência no processo de cicatrização do tecido regenerado. Na maioria dos doentes, o enxerto ósseo subjacente não está comprometido. Assim, após a remoção da membrana, a área em regeneração deve ser deixada no local, e os retalhos devem ser suturados para permitir uma cicatrização submersa durante pelo menos 4 a 5 meses. **(Fontana,et al.**

2011)

Classe III

A membrana deve ser removida imediatamente, e as partículas infectadas e o tecido inflamatório subjacentes devem ser curetados. Se esta situação clínica ocorrer no primeiro mês após o procedimento de ROG, a possibilidade de preservar uma parte do enxerto é rara. São necessários pelo menos 2 a 3 meses de cicatrização sem perturbações antes de planear outro procedimento regenerativo. A amoxicilina (875 mg) e o ácido clavulânico (125 mg) devem ser prescritos duas vezes por dia durante, pelo menos, 5 dias. **(Fontana, et al. 2011)**

Classe IV

Na maioria dos doentes, isto ocorre no primeiro mês após o procedimento de regeneração e está relacionado com a contaminação bacteriana do enxerto. É necessária a remoção imediata da membrana, apoiada por uma curetagem completa do enxerto, uma lavagem local com antibiótico, utilizando um antibiótico de rifamicina (90 mg) ou tetraciclina (250 mg) para reduzir a contaminação bacteriana da área tratada, e a administração oral de antibióticos sistémicos de amoxicilina (875 mg) e ácido clavulânico (125 mg) duas vezes por dia. A etiologia deste fenómeno pode incluir uma ou mais das seguintes situações:

- contaminação bacteriana da membrana durante o manuseamento
- contaminação bacteriana do enxerto ósseo
- remoção incorrecta da sutura
- infecções endodônticas/periodônticas de dentes adjacentes
- margens protésicas inadequadas
- inoculação do paciente na área com bactérias exógenas (por exemplo, mãos, unhas, escovas de dentes, provisórios amovíveis).

(Fontana,et al.,2011)

- Complicações cirúrgicas

(A) Danos nos flaps

A lesão do retalho é a consequência de uma incisão profunda no periósteo. O adelgaçamento excessivo do retalho ou a perfuração do retalho leva à redução do suprimento vascular e, eventualmente, à necrose dos tecidos moles. A cicatrização inadequada dos tecidos moles e a consequente exposição da membrana causam o fracasso do procedimento regenerativo.**(Fontana,et al.,2011)**

(B) Complicações neurológicas

As complicações neurológicas são relatadas em termos de lesões do nervo mental na mandíbula e do nervo infraorbitário na maxila. A lesão do nervo é a consequência de um traumatismo direto das fibras nervosas da lâmina, que pode causar efeitos sensoriais temporários ou permanentes (anestesia, parestesia ou diestesia). **(Fontana,et al.,2011)**

(C) Complicações vasculares

As complicações vasculares são consideradas em termos de edema e hemorragia no espaço sublingual, que contém estruturas anatómicas importantes, como a artéria sublingual (ramo da artéria lingual) e a artéria milo-hioideia (ramo da artéria alveolar inferior). **(Fontana,et al.,2011)**

Complicações em procedimentos de regeneração óssea guiada com membranas de colagénio bioreabsorvíveis

A reticulação de membranas de colagénio derivadas de bovinos e suínos está associada a:

- biodegradação prolongada.
- diminuição da integração e vascularização dos tecidos .
- causar deiscência de tecido.

(**Tal, et al.,2012)**

Referências

- Becker, W., 1990. Regeneração tecidular guiada para implantes colocados em alvéolos de extração e para deiscências de implantes: Técnicas cirúrgicas e relatos de casos. Int J Periodontics Restorative Dent. 10,337-391.
- Camargo, P.M., Lekovic, V., Carnio, J. e Kenney, E.B. 2004. Preservação do osso alveolar após extração dentária: uma perspetiva de ensaios clínicos utilizando enxerto ósseo e regeneração óssea guiada. Clínicas de cirurgia oral e maxilofacial da América do Norte, 16,9-18.
- Charles A. Babbush. 2011. Dental Implants the Art and Science (Implantes dentários, a arte e a ciência), 181-214, segunda edição. Elsevier.
- Charles A. Babbush. 2011. Dental Implants the Art and Science (Implantes dentários, a arte e a ciência), 181-214, segunda edição. Elsevier.
- Chiapasco, M. e Zaniboni, M. 2009. Resultados clínicos dos procedimentos GBR para **corrigir deiscências e fenestrações peri-implantares: uma** revisão **sistemática.**Clinical Oral Implants Research. 20, 113-123.
- Debby H. e Michael S. .2012.desenvolvimento de sítios de implantes.171;primeira edição. Wiley-Blackwell.
- Edward, S..2007.Atlas de Cirurgia Peridontal Cosmética e Reconstrutiva,173;Terceira edição, elsevier.
- Fontana, F., Maschera, E., Rocchietta, I. e Simion, M. 2011. Classificação clínica de complicações em procedimentos de regeneração óssea guiada por meio de uma membrana não reabsorvível. Jornal Internacional de Periodontia e Dentisteria Restauradora. 31, 265.

- Fontana, F., Santoro, F., Maiorana, C., Iezzi, G., Piattelli, A. e Simion, M. 2008. Avaliação clínica e histológica de matriz óssea alogénica versus lascas de osso autógeno associadas a membrana de e-PTFE reforçada com titânio para aumento de crista vertical: um estudo piloto prospetivo.International Journal of Oral & Maxillofacial Implants. 23, 10031012.
- Hurzeler, M.B. e Weng, D. 1996. Uma nova técnica para combinar a remoção de barreiras em locais de implantes dehisced com um procedimento periodontal plástico.International Journal of Periodontics & Restorative Dentistry, 16, 148-163.
- Liu, J. e Kerns, D.G. 2014. Mecanismos de regeneração óssea guiada: uma revisão. revista de odontologia aberta, 8, 56-65
- Michael S. Block.2015.Color Atlas Of Dental Implant Surgery,449,Quarta Edição, Elsevier.
- **Michael, G. Newman.2015.Carranza's Clinical Periodontology,**739-749,Twelfth Edition, Elsevier.
- Rakhmatia, Y.D., Ayukawa, ***Y,*** Furuhashi, A. e Koyano, K., 2013. Membranas de barreira actuais: malha de titânio e outras membranas para regeneração óssea guiada em aplicações dentárias. Jornal de investigação em prótese dentária, 57,3-14.
- Raymond J. Fonseca .2009. cirurgia oral e maxilofacial, volume I;431,segunda edição, Elsevier
- Ronald Younes, 2015, Sinus Grafting Techniques A Step-by-Step Guide.85, primeira edição, Springer.
- Simion, M., Fontana, F., Rasperini, G. e Maiorana, C., 2007. **Aumento** do rebordo vertical **com membrana de politetrafluoroetileno expandido e uma** combinação de enxerto ósseo autógeno intra-oral e osso bovino anorgânico desproteinizado (Bio Oss). Investigação clínica sobre implantes orais, 18, 620-629.
- Soheilifar, S., Soheilifar, S., Bidgoli, M. e Torkzaban, P., 2014. Membrana de barreira, um dispositivo para regeneração: Propriedades e Aplicações. Revista de Investigação Dentária de Avicena, 6;1-5
- Tal, H., Moses, O., Kozlovsky, A. e Nemcovsky, C., 2012. Membranas de colagénio bioreabsorvíveis para regeneração óssea guiada. Regeneração óssea.111-138.intechopen.
- Vignoletti, F., Matesanz, P., Rodrigo, D., Figuero, E., Martin, C. e Sanz, M. 2012. Protocolos cirúrgicos para a preservação da crista após a extração dentária. Uma revisão sistemática. Investigação Clínica sobre Implantes Orais, 23,22-38.
- Villar, C.C. e Cochran, D.L. 2010. Regeneração de tecidos periodontais: regeneração tecidual guiada. Dental Clinics of North America, 54,73-92.

Conclusão

A regeneração óssea guiada é uma técnica sensível que depende de muitos passos cirúrgicos essenciais, desde a seleção do doente até à técnica de sutura. Durante o procedimento cirúrgico, a adaptação e estabilização da membrana de barreira são passos críticos que devem ser tomados em consideração para a função da membrana. Nem todas as membranas podem satisfazer todas as propriedades e vantagens necessárias para a ROG, pelo que a seleção da membrana pode ser feita de acordo com os requisitos cirúrgicos.

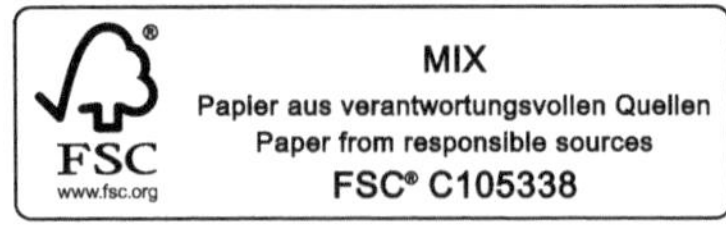

Printed by Books on Demand GmbH, Norderstedt / Germany